U0037981

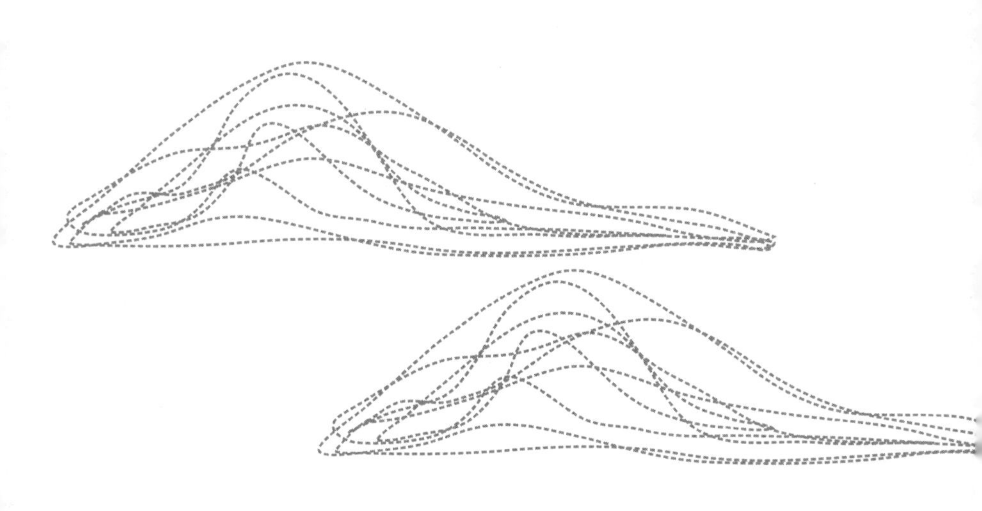

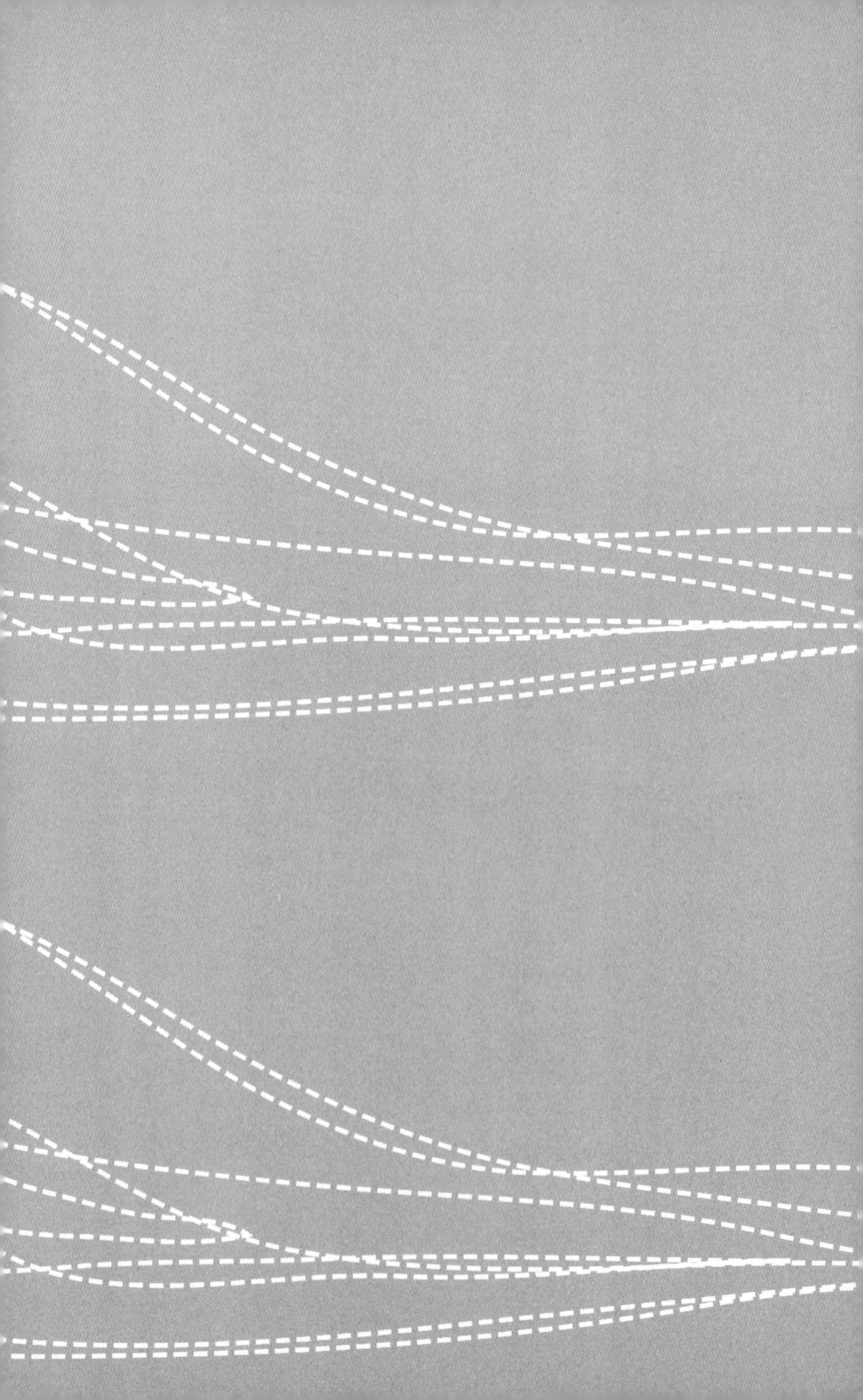

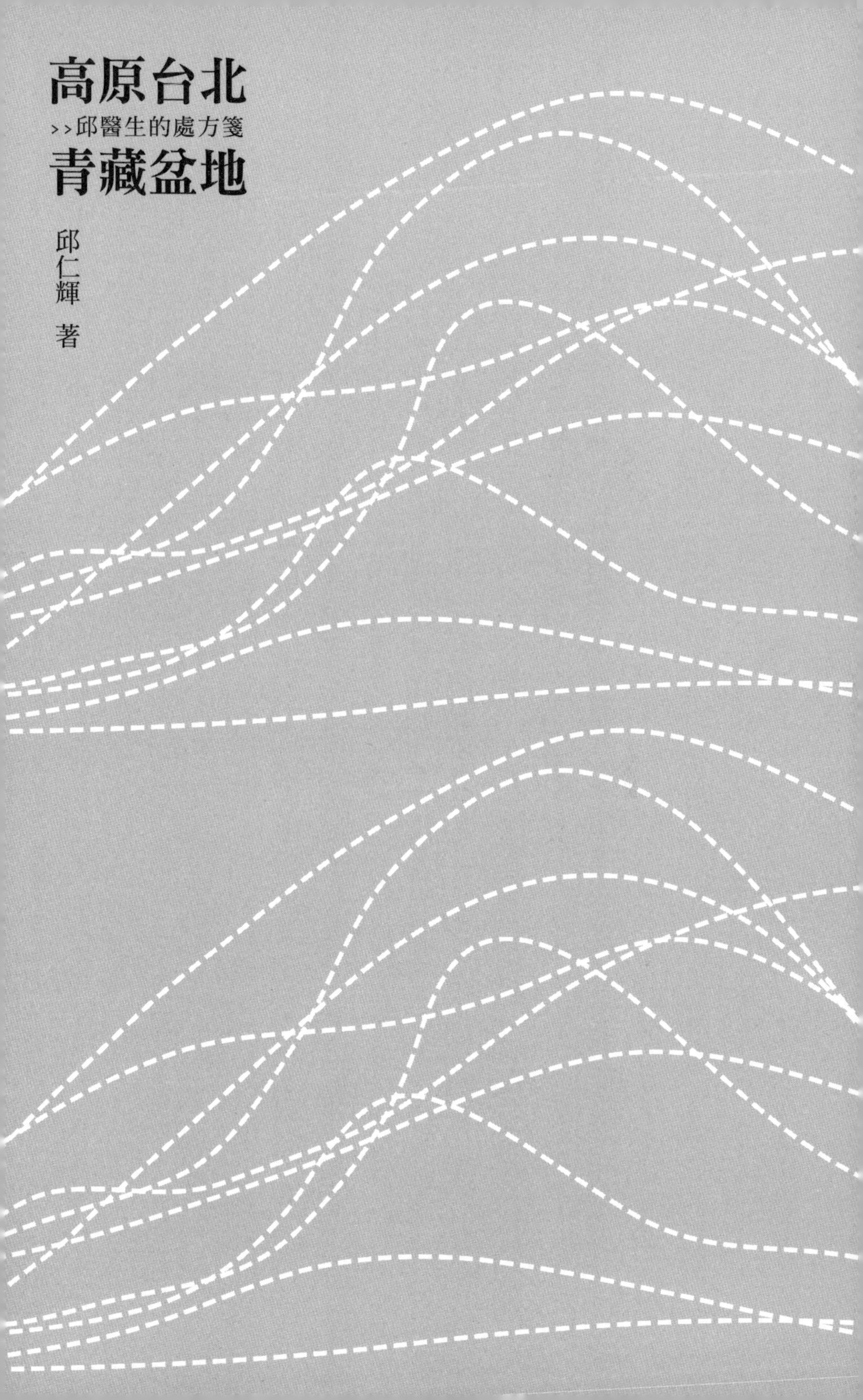
高原台北
>>邱醫生的處方箋
青藏盆地
邱仁輝 著

作者簡介

邱仁輝醫師，台北市人，父親為台灣早期的外科醫師，自幼即承襲父親「劍膽琴心」的教導。高雄醫學院畢業後實習於台大醫院，任台大醫院第一屆外校實習醫生總代表。畢業後於台北榮民總醫院完成住院醫師訓練，任一般外科主治醫師。任職期間，於一九八九年完成國立陽明大學臨床醫學研究所博士訓練，兼任臨床醫學研究所副教授，並於一九九九年取得教育部部定教授資格。除此之外，並任榮總網球社社長達五年之久，期間帶領台北榮總網球隊榮獲外科醫師公會、台北市醫師公會，及全國醫院網球聯誼賽個人組與團體組的多項冠軍。

於外科主治醫師期間，有感於現代西方醫學對癌症治療的限制，乃投入中國傳統醫藥學的研究，專門研究整合醫學及針灸中藥療效機轉的探討。於二〇〇三年至二〇〇九年期間，兼任陽明大學傳統醫藥研究所所長，目前致力於整合醫學的臨床應用，於二〇〇六年開始整合醫學的教學課程與研究，並於二〇〇九年在台北榮總創設乳癌整合醫療門診，提倡「運用科學的方法來證實其療效，並達到使用安全的目的」為中心思想的癌症整合醫學。

自一九九六年起，與王志宏先生共同執行「馬背上醫生」的醫療計畫，主要在四川省甘孜州培訓當地基層醫療人員，解決高原牧民「缺醫少藥」的窘境。自一九九六年起至二〇〇八年止，共培訓三百廿六名村級鄉村醫生，自二〇〇九年開始，在青海省玉樹藏族自治州執行基層醫療計畫，與王志宏先生同維護青藏高原上牧民的健康，與促進當地的醫療發展。

推薦序

一顆仁慈與熱忱的心

—前台北、台中榮民總醫院院長　陽明大學教授　彭芳谷

日前邱仁輝教授送來他的近作《高原台北　青藏盆地——邱醫生的處方箋》稿，這是他和王志宏先生自一九九六年起，為幫助解除四川偏遠地區遊牧藏民缺乏醫藥的困境，憑著一顆仁慈的心和滿腔熱忱、持久的幹勁，進入一個生活、文化、飲食和宗教截然不同、物質條件極度貧乏的環境中，用他們的行動獲得當地衛生主管機關的信任，執行「馬背上醫生」的訓練和爾後從事醫療工作的認可，融入百姓生活，經由關懷和醫療照顧，贏得他們的信賴和深厚的友情；更難得的是當地寺廟活佛與總管也受到感動成為他們的知交。十五年後完成《挖蟲草的女孩》一書，深受讀者歡迎。再三年復成此書，敘述他們在惡劣的高原天候和貧乏的物質環境中，如何推行青海省玉樹藏族自治州基層醫療計畫，在工作後或休憩時的一些感觸，使他又回想到在台北榮民總醫院診間和病患及家屬間的互動和對話，對治療過程的說明，為顧及女性癌症病患心理恐懼不安，他用十分婉轉和清晰的語句，向病人和家屬講解治療後可能發生的不適、併發症及預後等。

由於他親切的態度、不厭其煩的講解技巧，獲得病人和家屬的信任和感激。優美流暢的文筆使我不自覺神遊在青藏高原，似乎嗅到過去曾到過蒙古包中酥油奶茶的香味，彷彿身邊站著那穿厚重毛皮衣的小胖臉，一雙大黑眼珠流著鼻涕可愛的小姑娘，過一會又回到台北醫院診間，人、地、物和病人交談，這是我所熟悉的一些場景，似幻似真，轉換自然不著痕跡，常使我只看了一兩頁便不知不覺停了下來，回想我當年和病人交往談話有沒有他這麼親切和用心。

邱教授現執教於國立陽明大學醫學院，除上課還要做研究、看門診、開刀、查房，工作忙碌，他利用暑假空暇去從事這大愛的工作，菩薩胸懷，令我十分敬佩；總之這是一本內容豐富、文筆流暢，一般讀者可增加對青海高原和癌症治療的一些認識，對年輕的醫師更具有啟發性和教育性，充滿大愛，可讀性很高，故樂以為序。

—推薦序—

「妙有」境界

—澄清醫院中港分院院長、財團法人乳癌防治基金會董事長　張金堅

在藏醫學有一部由宇妥．元丹貢布著述的《四部醫典》中提到：鳥兒在空中飛翔，影子始終不能離開；一切眾生雖然安樂地生活，但由於無明之故，疾病也始終相伴。

無明，是佛教的哲理，簡單的說，就是無法了達事實的究竟真理。因此有「性空妙有」的禪機，邱仁輝醫師的研究精神，就是一個「妙有」的境界。

癌症的形成與診療，雖有很大進展，但仍有很多不明之原因，治療之成績也有驚人之進步，但化療之抗藥性、副作用之產生，仍有很多困境，亟待解決。

邱仁輝醫師自一九九六年起，發心深入藏區從事「馬背上醫生」的醫療計畫，從藏醫傳統醫學的感動和省思，到他在台北榮總的癌症門診的診療經驗，跨越時空產生核心理念，探討現代醫療與傳統醫學的融合與對立的問題，寫成這本精彩的書，邱醫師的仁心仁術和出色文采，能醫能文，文中有醫情，書裡見人性，一字一句都充滿醫者的善心善念，一心一念都為癌症病患著想。

書中的「堆瑪尼」，是藏人的特殊情懷，藉著在瑪尼石上刻鏤經文或佛像來祈福，故事中的小鈴鐺是為罹患乳癌的奶奶祈福，祈求上天讓奶奶度過罹癌的難關。

在台灣的癌症患者，也是難關重重，例如癌症患者確診後要接受各式各樣之治療，身體與心理都要面對很多之煎熬，治療後之追蹤與調適，更是每位癌患要接受之考驗與挑戰，而中醫對癌症的醫療見解如何？每一位患者在心中都會存在一連串的問號，每一位患者都祈求能夠度過難關。

邱仁輝醫師的「馬背上醫生」的歲月，不但訓練了很多藏區的基層醫師，教給他們現代醫學的知識和技術，邱醫師也將傳統醫學做更深入之探討與省思，如同他在書中所說：「一直以為醫學不只是科學，有更多時候參與著藝術與人文的層面。傳統醫學是我國的國粹，歷經兩千多年的臨床應用，中醫治療一般疾病應是沒有問題，但是要治療腫瘤或其他重大疾病的話，可能必須重新考量中藥療效與副作用的實證醫學。」

於是，邱醫師除了專注一般外科之診斷與治療外，另獲聘在陽明大學「傳統醫藥研究所」任教，投入很多關於中草藥之研究與教學工作，對傳統醫學如何透過實證醫學，融入西醫，有獨到見解，並擔任該研究所所長多年，進而於二〇〇九年在台北榮總建議設置乳癌整合醫療門診，來實現前景無限的癌症整合醫學，邱醫師是一位發心行善又具專業背景之醫者，也是一位透過體驗寫作傳遞癌症醫學的名作家，在醫界算是一位值得敬重之異類與少數。

邱仁輝醫師融合現代醫學和傳統醫藥的整合結晶，就是一種「妙有」的境界，合者雙贏，神妙之有，對台灣癌症治療的前程，本人樂觀其成，特為之序，並期待本書能對癌症病患及所有讀者有所啟發與幫助。

一推薦序一

邱教授的「起而行」

一中國醫藥大學教授　林昭庚

邱仁輝教授於一九八九年完成國立陽明大學臨床醫學研究所博士班學業，並於一九九九年取得教育部部定教授資格，在台北榮總擔任約五年的網球社社長職務，期間獲得多項個人組與團體組冠軍，是一位極具運動員精神的醫師；此外，邱教授在擔任外科主治醫師期間，便積極投入中國傳統醫學的研究，探討針灸中醫藥療效機轉及研究整合醫學，對於推動「中西醫結合」及「實證醫學」，為人類衛生保健所做的努力功不可沒！

不過，邱教授最令我佩服與尊重的是他的決心與毅力——維護青藏高原上牧民的健康，並促進當地醫療的發展，成為藏族遊牧民族眼中「馬背上的醫生」！一九九六年，他與《經典雜誌》王志宏總編輯共同執行「馬背上醫生」醫療計畫，在四川省甘孜州培訓當地基層醫療人員，解決高原牧民醫療問題；他懷著一顆醫者父母心，身體力行地走入偏遠地區，十多年來在藏區行走，經年累積的真情血汗，讓他發現許多不為人知的平凡藏族牧民的故事，於是第一本書——《挖蟲草的女孩》

於二〇一〇年出版，書中以基層醫療計畫所培訓的鄉村醫生家的小女孩（小鈴鐺）作為不同故事的串場，帶出台灣與藏族文化之間的交流，邱教授以專業的層面，發覺藏族牧民回歸自然的文化與精神，多年來與藏族牧民的互動，讓邱教授在台灣的醫病關係變得更自然和諧。

二〇〇九年，邱教授與王志宏先生亦開始在青海省玉樹藏族自治州執行基層醫療計畫，共同維護青藏高原上牧民的健康，並促進當地醫療的發展；同年，邱教授便以「運用科學的方法來證實其療效，並達到使用安全的目的」之實證醫學為中心思想，提倡癌症整合醫學，於台北榮總開設乳癌整合醫療門診，在現代醫學的治療方針下，運用補充及另類療法來改善或緩解患者因治療所產生的生理或心理上的不適，協助更多癌症患者解決各項問題。

二〇一二年，邱教授再度藉由書寫「小鈴鐺」以堆「瑪尼石」的藏族祈福儀式為癌症患者祈禱，書中不僅讓我們了解青藏高原上牧民面對癌症或重病的處理方式，邱教授亦用專業的層面帶入癌症整合醫療方式，幫助他們運用不同的方式解除疾病所帶來的問題。我想每個人不能掌握自己的有形生命，但卻可在無形中讓生命存在的意義持續下去，邱教授的「起而行」，正為我們做了一個最佳的示範！

—推薦序—

堆瑪尼的女孩在祈福

—中國醫藥大學教授　張永賢

讀過邱仁輝教授的大作《挖蟲草的女孩》之後，大家一定會問，邱教授文筆相當細膩感人，經歷十五年，穿過四十萬平方公里（十個台灣大）進入青藏高原的仁醫傳奇，他一定有說不完的「雲端醫療」的故事，如今續集《高原台北　青藏盆地——邱醫生的處方箋》即將出版，看著「藍天處處」、「白雲蒼狗」、「祕境藏紅」、「黃土一坯」、「綠水長流」五個章節，是青藏高原「馬背上醫生」的醫療計畫，培訓三百二十六名村級醫生，維護牧民的健康，促進當地的醫療發展。

許多人問邱教授為何前往高原牧民「缺醫少藥」的青藏高原，其實作為醫者心坎嚮往史懷哲醫師「每個人的心裡皆有個蘭巴倫」的理想。一八六五年來自蘇格蘭的第一個傳道醫師馬雅各到台南，台灣才有舊樓醫院。一八七二年加拿大馬偕傳道人來到北台灣淡水，建立馬偕醫館。一八九五年英國蘭大衛傳道醫師到彰化，建立彰化基督教醫院，有「切膚之愛」的故事。有不少傳道醫師來到台灣為醫療傳道耕耘，也許有人也會問為何他們遠離家鄉，來為台灣貢獻服務一生。邱醫師平日在台灣醫學中心任一般外科，忙於服務病患，在醫學院傳統醫學研究所指導研究生作研究及教學。面對難纏的癌症，雖給予手術、化療、電療、標靶治療、生物製劑等等，然而癌症猶會復發及轉移。癌症，不管男女老幼，不管貧富職位高低，雖然醫學科技快速進步，仍帶給醫療不少困境與疑惑，不只是一句「早期診斷，早期治療」而已。邱教授滿腔理想，在百忙中抽出時間，做「一輩子想起來會笑的事」及「一件大家想起來會笑的事」（有夢最美，心想事成）。

在青藏高原，鄉村基層醫生的任務是「往診」，馬鞍上放著醫藥箱，花幾天時間往牧民放牧草原就診，為「馬背上醫生」。世界衛生組織本以為訓練幾位現代醫學的人，即可解決落後貧窮地域的醫療，但是世界上尚有一半的人口，每日所得不足一美元，精密而複雜的現代醫療設備不易建設，昂貴的醫藥不易籌足及長期訓練的醫療團隊不易短暫養成，以致世界衛生組織發現，應重視傳統醫學的簡效廉便，積極推動傳統醫學融入國家衛生保健系統政策。

藏族生活在地廣人稀、惡劣高寒環境，當面臨奶奶癌症，女孩堆瑪尼誦經祈福，祈求上天使奶奶度過難關。藏族人民心中存佛崇尚自然，祈求神明庇祐。面對癌症，我們有不少治療，但是在治療期間產生副作用，嚴重影響病患的生活品質（QOL），以致補充療法需求的增加，甚至「結合醫學」的新生，需要心靈的安撫及鼓勵。

一九四八年世界衛生組織給予「健康」的定義，是身心靈健康，「不僅沒有疾病或虛弱，且是身體、精神和社會適應完整良好的狀態」。邱醫師看到堆瑪尼人們的祈願，寫下這書，期望早日出版，與大家分享。

一推薦序一

看花猶是去年人——高原與盆地間的任意門

—經典雜誌總編輯、中華藏友會祕書長　王志宏

我照例地搬出一堆鏡頭與機身，照例地帶上隨身電腦與硬碟，當然禦寒的羽毛衣、防風雪的 Goretex 與睡袋早就擠在背囊的一角，而大袋的巧克力與 Power Bar 等食物更不可免。每趟高原的旅行，總是一大落，但樣樣卻是輕忽不得！

從一九八九年第一次踏上青藏高原，到現在竟也二十幾年了。細數期間的上上下下次數，沒一百也超過五十了。從開始的新鮮好奇的探索，到今日卻終成了一種無法推卸的責任與義務，旅行即使情境相同，但心境卻早不同了。但不變的是缺氧、心跳加速、頭痛、發痏，如此的境遇也不會因為是常客而能免俗。一再重覆相同的旅次的我，在初抵的前幾晚斷續的睡眠中，總會浮出相同的問題「我再來這裡受罪幹啥？」當然躲開城市生活的繁瑣，當然藍天與彷彿伸手即可撈下的雲，當然看著冰河蠕蠕地從山頭懸在山腰上，當然草原上的犛牛與羊群的黑白點綴，當然彷如非洲塞倫蓋地的大群野生動物，這裡的藏野驢與藏羚羊群也不遑多讓；當然牛毛帳篷裡的燃著牛糞與混著酥油的濃郁異味，當然藏紅色法衣的僧侶穿梭於黝黑的喇嘛廟

中……。我總是不停地藉由上述的點滴，努力說服自己，換得好眠。這些的點點滴滴拼湊出的高原印象，總是足夠我回到台北時，三不五時的回味，尤其穿梭在水泥叢林或是身陷重重車陣時。我喜歡攝影，也寫點文章，我喜歡大自然，喜歡戶外，所以會踏上如此的旅途，未嘗沒有道理，即使在雷同的旅行中，我也善於找出一些新鮮的趣味點來充實行程。

但從一九九五年開始了高原醫療援助計畫的想法後，除了說服自己外，我還得說服另外一個夥伴，那就是邱仁輝醫師：他從起初的一位愛好攝影與喜歡旅行的醫生，突然每年固定要來上一趟抛妻棄子並放病人於不顧的不輕鬆行程，這個為難度應該不低，而更殘忍的是，我要他騎馬、爬山、睡帳篷等，享受高山症，也陪著我應付高原的老友們的例行不醉不歸，這些與著他的本業——外科醫生，真是風馬牛不相干。不過，他竟然也做到了。

當然，他原本就有拍照的習慣，我當時也掘了個陷阱，鼓勵他試著寫稿，一旦關於醫療援助的稿子能被媒體登上，多少也是讓他對這個計畫有個公開的承諾，才不會輕言放棄。這一招果然有效，向廣大讀者承諾的文章，曾在我服務過的大地地理雜誌登出來。

我想他因著白紙黑字的公開承諾，也就每年隨傳隨到，也可安穩著十數年的時間。隨著時間流逝，這個醫療計畫的經費也愈來愈龐大，而我們從兩人小組到八人小組到如今成為百人的社團法人，我覺得應該再找另一個有更大的魔力的法寶來讓邱醫師更加投入。我開始說服他要不要寫本書，我來幫他找出版社，他當時眼睛一亮，我心想他又上鉤了。出書一定是他人生規畫裡的一件意外插曲，他的第一本書《挖蟲草的女孩》竟然一時洛陽紙貴，除了應邀到處演講外，當時看他揹著一大落書，還曾喜孜孜地有情有義地遠赴四川去致贈書中相關的友人。最後連他的太太也不免抱怨女粉絲竟然去掛他門診的號，不是為了看病，僅是為了要邱醫師親自在書上簽名。

我突然覺得我真的是伯樂（我另一個醫界好友——賴其萬醫生，曾經說我是他的伯樂，因為他在《經典》的專欄曾得了金鼎獎），沒多久他說又差不多寫好了一本書了！我先是覺得他第一本也將過往的經歷寫得差不多了，怎麼還有新東西呢？（天啊，這個業餘的人，竟然比我這個專業的勤快太多），結果看了一看稿子，哈哈，他從原先的報導文學，成了文學版的比較醫學，他從起初的記事到現在已進化成了處事，彷彿有了個小叮噹的任意門法寶，在台北盆地與青藏高原間輕盈穿梭，其中也成了他信手拈來的真正處方。個人造業個人擔，這次也不用說服別人，就索性由內人的依揚想亮來出版。

每年相同的旅行，相同的旅伴，原本我一直有著「看花猶是去年人」的無奈。但我這位醫生摯友，他從中發現了原來台北盆地裡的外科醫生可以因緣巧妙聯結著四千公尺高原的雪地藏醫，再藉由文學讓讀者有了個絕佳高度的視野。現在，我真的樂於接受伯樂這個稱呼，我想新的一匹千里馬——邱醫生已經開始埋首於他的第三本書了！

自從一九九五年開始，在甘孜州和玉樹州，做了「馬背上醫生」青藏高原基層醫療計畫以來，發現了解當地的文化習俗，是改善藏族醫療環境與維護牧民健康的重要關鍵之一。以「地氟症」為例，藏族文化中喝酥油茶是他們日常生活的重要一環，可是如果茶中加入「白土」就會造成氟牙斑或氟骨症等地氟症的症狀。白土的作用，根據理塘縣《地名錄》記載：溫泉區群眾常去溫泉掃「白土」用來熬茶，牧民趕牛羊飲溫泉水後，則能增食、滅菌，達到壯體催情配種的目的。由於藏族好客經常以酥油茶招待客人，會在酥油茶中添加白土，使茶湯更加濃香可口。

雖然文化習慣使然，很多疾病也是因為這種生活經年累月地累積而成。經過當地科學家多年的研究，發現這種類似白色粉末鹼的白土，含氟量極高。藏族喝茶的茶磚大多是由雅安進來的金尖茶，本身具有較高的氟含量，如果再加上白土時，酥油茶所浸出之氟含量約為不加的一點六倍。長期暴露在高氟飲食下，會造成氟中毒的氟牙斑及氟骨症而影響健康。

類似文化與健康相關的情況，在包括台灣的華人地區很常見，尤其是面對罹患癌症的時候。當罹患癌症的時候，許多人會聽信周遭親朋好友的建議，尋求獨特偏怕西醫化學藥物治療會破壞免疫力的癌症病人而言，其因擔心身心傷害及害怕復發的恐懼心理，原是無可厚非，最近，藝人羅患癌症所表現出來的對西醫抗拒的反覆心態，就是最好的例子。

藏族文化當中，面對癌症的種種心態，與漢族沒有差別。然而，當藏族接受了「喝茶加白土」會產生身體的嚴重問題時，改用科學方法製造的「低氟茶磚」反而覺得味道與原來的酥油茶沒有兩樣，甚至更好喝的時候，其實「科學並不會改變原本文化的本質，甚至更有延續文化的重大意義」。癌症病人藉著西醫以外的方法，例如中藥、偏方、卜卦等來達到緩解症狀或是預防癌症的復發，其心態是可理解的，但是「如何運用科學的方法來證實其療效，並達到使用安全的目的」，是極其重要，也是我們必須去面對的。

在漢族的文化中，寺廟善男信女手裡執著香對著香爐或是上天默默祝禱的情景，眼睛緊閉雙眉微蹙，喃喃自語於唇邊，香煙繚繞於手指，在那人聲鼎沸的廟宇，人生中最清明最真的一刻，凍結在頂禮膜拜的剎那。在漢族如此，於藏族亦是如此，只不過手執著香的情境，換成了用手堆成的瑪尼石堆，在梵文箴言的祝禱下，祈求著脫離現世的業障，迎接來世的光明境界。彷彿那已經過去的曾經與尚未來到的未來，那來不及的後悔和等不到的希望，在此時此刻一塊一塊地交錯成永遠的瑪尼堆。

目錄

第一章　藍天處處

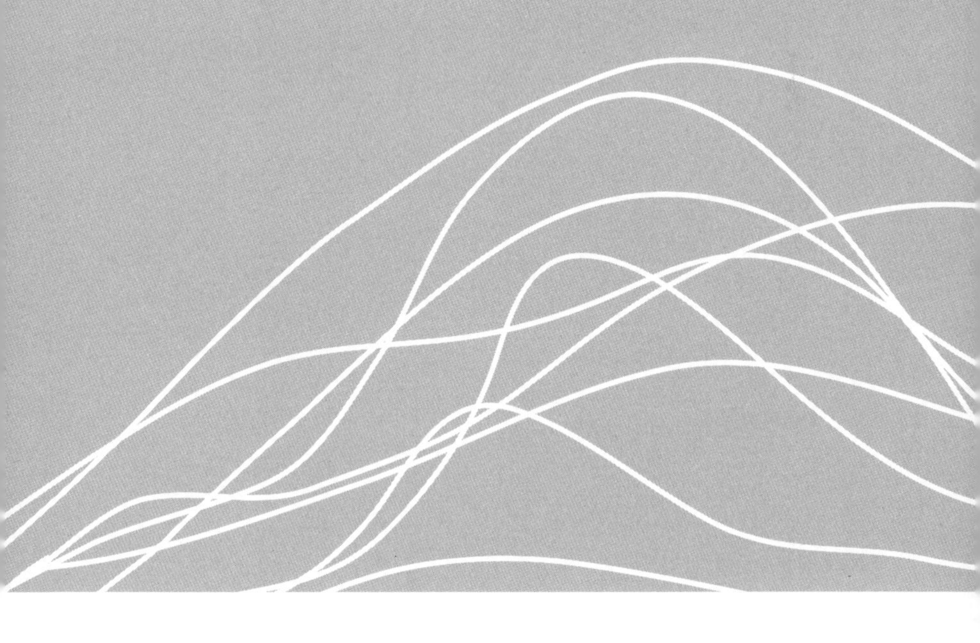

依著絢麗的晚霞　我尋找妳
帶著忐忑企盼的心情
和忽脹忽裂的思緒
在妳一如往常的不意

沿著向晚的河畔　我觸摸著妳
看著妳呼吸一高一低地
沉沉睡去
在星夜中　低吟著千年的夢囈

隨著晨曦的輕霧　我離開妳
一條路便展開兩頭
念此時
應是你未盡的夢境
是我無期底惦記

楔子

「你什麼時候出第二本書？」很多朋友在看過《挖蟲草的女孩》之後經常問著我。因為那本是將歷經十幾年來的所見所聞寫出來的。本以為可能要十五年後才會寫第二本，雖然心想沒有那麼多東西呈現給大家，其實還是擔心很多人的想法，那就是「續集永遠沒有第一集來得好看（不論是電影或是小說等）」，《暮光之城》就是最好的例子。

「你為什麼只幫大陸人，而不幫台灣人？」在我剛做「馬背上醫生」基層醫療計畫幾年後，有一次演講結束，台下有位聽眾用尖銳的台語問我。雖然在《挖蟲草的女孩》的一章「給我一個理由」中，我間接地回答他的問題。可是這問題一直還是縈繞在腦海，希望能有一天能夠超越這個問題。

如何超越？記得很久以前，那時候在外科開會的時候，部主任問了一個問題：「急診室都認為我們外科看會診時間太長，影響病人的病情，大家想想看該怎麼解決？內科那邊說可以在接到會診電話要在八小時內完成。我知道你們可能接到電話都是在開刀，無法馬上回覆，不知道有何好的意見或建議？」

……，經過一陣沉默後，陸續有幾個人提出反駁，也有人提出建議，但是癥結還是在外科醫師的開刀時間無法確定。突然間，有位直腸外科王主任提出說：「我們為什麼要限制自己的思考模式，一定要開完刀才能看會診？我們也能答應在八個鐘頭內去看，甚至提出外科會診於四小時之內完成。」這種突破現狀，反被動為主動的思考，不僅讓那次會議圓滿成功，更提升了急診外科會診的醫療品質，也深深地影響往後我面對任何事情的處理態度與方針。

直到有一天，門診的癌症病人拿蟲草和靈芝來問我可不可以吃，當時我剛從青藏高原回來，在當地也碰到販賣假靈芝和所費不貲的冬蟲夏草，這時候心念一轉：「為什麼我不能將藏族文化當中所看到的現象，結合在台灣癌症的病人所面對整合醫療的困境與疑惑，做一個闡述與通盤解說，如此一來，又能幫助高原藏族，也能幫助台灣的癌症病人。」

隨著科技的進展與社會觀念的快速變遷，多少原本懷抱著滿腔理想的醫生，因日益衰退的醫病關係而轉向醫美領域？在堅持做「馬背上醫生」青藏高原醫療計畫十八年，目前還在進行的同時，以同樣的堅持態度去開啟台灣癌症整合醫療新的一頁，我相信這不只是一條漫漫長路，不只是危險重重，而且是一條沒有終點的旅程。

懷著這是第一本書的心態，戰戰兢兢地描述藏族文化與傳統醫學的同時，也心有所感地刻劃癌症病人或家屬的心境與情緒，期望藉著現代醫學的治療實證，加上補充替代療法的可能助益，讓那些罹患癌症，癌症家屬，自己害怕得癌症的人能深入了解台灣癌症整合醫療的真諦。

僅以此書獻給長久以來一直支持我的妻子（姜靜紅），小孩（邱允謙、邱允寧），家人，還有那些罹患癌症的病人及家屬。若說第一本書《挖蟲草的女孩》是描述做「一件大家想起來會笑的事」，那麼這本就是描述做「一輩子想起來會笑的事」了。

看海子的日子

自從開始做青藏高原「馬背上醫生」醫療計畫以來，很多當地的朋友，包括州衛生局局長，長期夥伴司機師傅鄧珠，理塘縣毛埡壩的村醫志瑪（也就是小鈴鐺），都說有機會要來台灣看一下聽說已久的地方。

前些日子，還夢到在松山機場看到身著藏式服裝的小鈴鐺，拿著行李站在櫃檯邊……。可是小鈴鐺來電，說奶奶最近過世，不能來了，據說是得了癌症走的。

青藏高原的清晨特別地安靜，尤其在海子旁邊，靜得幾乎可以聽到水面下流水翻起沙子的聲音。如果在不眠的夜，看盡了滿天的星子，一旦適應高山反應，青藏高原的清晨其實是很美的。晨曦一如剛啟的夜幕，絲綢般的金黃印花渲染了無垠的天際。海子邊的小鳥，竟也無端地喧鬧著，遠處細細的波紋隨著微風飄著飄著，忽近忽遠，更顯得海子的安詳與平靜。

「台灣的海子，喔，不，台灣的海漂亮嗎？」小鈴鐺清脆的聲音，劃破高原黎明的靜寂。「你講台灣那邊海的故事，我跟你說這邊海子的故事。」幾年前做醫療計畫的一天清晨在格木鄉海子邊，小鈴鐺很有興趣地對我說。說是黎明，其實也近八點多了，因為海子邊緣的靄靄雪山幾乎遮蔽了原本應該按時報到的日出，也延緩了陽光照射到海子的時間。

「嗯，台灣的海是出名的美麗，西岸、東北角和東海岸的海岸線有不同的風格，但是都很漂亮。」我撥弄著海子邊冰涼的湖水，想著用什麼簡單的字眼跟小鈴鐺解釋海與海子的不同。

「那你最喜歡哪裡的海？」小鈴鐺接著問。

「淡水吧！」我幾乎不假思索地回答。

說到台灣的海，第一個想到的地方是淡水。不只是與淡水有很深的淵源，也因為很多病人都繞過榮總跑去淡水半日遊了。

「淡—水—」這兩個字，本應是與浪漫的夕陽、婚紗的場景，相連在一起的。可是印象中的淡水，似乎是個久遠的字眼，加上一點殘破記憶的夢境，隨著陰曆大潮，一來一往上上下下漂浮在悠悠歲月的長河……。

「起來囉，要上船了。」剛過半夜，父親叫醒睡夢中的我，搬了一些東西，和住在八里的「八里阿伯」一起到圓山附近的基隆河畔。暗黑的夜裡，只看到一艘約莫容下四人的竹筏小船靠在岸邊。兩個大人迅速地將釣魚的傢伙一趟一趟地往船艙擺，而我因為愛睏得緊，就窩在船中央凹凹的地方昏昏地睡去……。

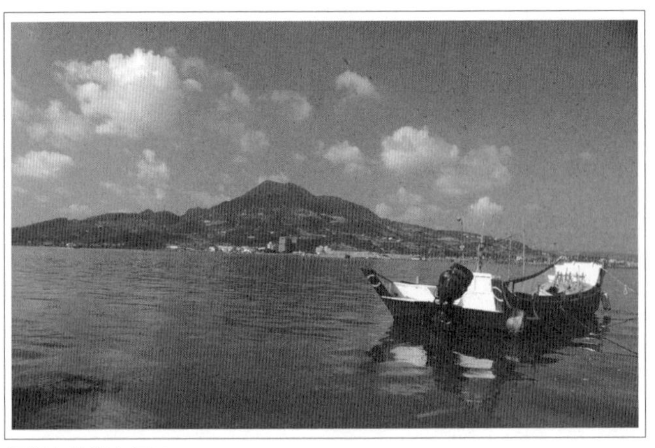

記憶中的淡水河口

「啪啦！啪啦！」海浪打著身旁船板的聲音，混著黏黏的海水潑在我的臉上，鹹鹹的。四下漆黑，船外的海水幾乎跟船身一般高，偶爾浪稍大就會濺入到船艙裡，隱約中只見得船的另一邊，被漁火映得通紅父親的臉，隨著船頭一高一低，忽左忽右地搖著。問了「八里阿伯」才知道我們由圓山的基隆河沿著淡水河，一路「放棍」，現在才到關渡。

放棍是一種釣魚的方法，又叫「延繩釣」。是在很多段竹子上綁釣線再加鉤子，用蚯蚓、泥鰍、蝦子、雞肝等當作魚餌，主要是在溪流或是河口，連續放了好幾組釣棍，等一段時間之後再回來收棍，看是否有魚上鉤，主要的對象是淡水魚、鱉、鰻魚、鯰魚等，而這次放棍是以午仔魚為主。

聽著「八里阿伯」對放棍的解釋，只覺得一陣昏眩與噁心，遠處河中央急駛的快艇激起了陣陣浪頭，晃得小船上下左右搖擺，也讓人暈的厲害，想躺下來卻無法阻止噁心而趴在船沿吐了起來。很想告訴父親說我想上岸，可是看著他忙著放棍收棍……，感覺上自己離岸邊好遠好遠。就這樣，昏了又吐，吐了又睡，在夜裡反反覆覆了好幾次，也不知道過了多久，睜開眼睛一看，天際邊泛了魚肚白，四下船隻處處，才知道那天是陰曆潮汐最適合清晨放棍抓魚。那天是我第一次知道什麼叫做「沿江而下」，也是我第一次嘗到暈船的滋味，對李白〈下江陵〉：「朝辭白帝彩雲間，千里江陵一日還，兩岸猿聲啼不住，輕舟已過萬重山」的詩句頗有微詞，因為怎麼可能在暈船的時候寫下流傳千古的詩句？後來聽「八里阿伯」說已經不只一次了，好幾個暈船釣客抓著他的手，說要給他全部家當，只求他馬上送他們到岸上就好了。

當東方已經大白，日頭不再羞澀，船兒漸漸散去之時，我們往岸邊駛去。原本期待溫暖的岸上土地，在剛下船的時候，竟然忽高忽低地飄搖起來，走在陸上也像在船上一樣暈暈的。好不容易走在地上有踏實的感覺，我們來到淡水漁會附近的一間小小房子，旁邊是一家用紅油漆寫著「裁縫」的店家。一問之下，才知道這間小房子是父親以前釣魚的住處，屋子裡有重重的海風鹹魚味，曬乾了的漁網與釣線凌亂地散落四處……。

就在屋子裡的角落，有一處靠窗邊比較乾淨的地方，可以看到窗外的藍天，在隔間不好的長廊下，這裡明亮得有點奢侈。喜歡這裡，不只這裡是我暈船後復元的地方，也不只是這裡的光線，更因為這是我解開重重困難的重要地方。

「我們明天要釣魚囉，今天先把這些魚線解開……。」望著眼前纏成一團約拳頭大小的尼龍線，我心想：「這怎麼解開呀？我怎麼玩呢？」從小父親教我釣魚先教解線，因為他說不會解線，當釣魚纏線的時候，會浪費很多時間。由於沒耐心解線加上想玩的心，經常線解到一半，就氣得將線的兩端用力拉緊讓它纏得死死地解不開，或是用剪刀一刀剪斷就算了。父親看到這種情況，就拉我到身邊說：「線是死的，人的手指是活的，用你的手指輕輕地拉開纏線的地方，慢慢地、鬆鬆地讓這結打開，等很多地方都開了之後，這線就不纏了。」望著那雙粗短手指還有鱗片在粗粗手掌上，很難想像那是一個有名外科醫生的手。

也就在那片亮亮的地方我解開了數不清的線團。

也不知道為什麼父親老是要我跟他去釣魚，可能是很怕他生氣吧。怕到什麼程度呢？有一回在更小的時候，大約是小學五、六年級，因為父親是外科醫生，對街的鄭醫師比父親還小，是開小兒科診所。鄭先生家的後方有一副體操用的雙環，是他家大男孩健身用的。由於同行的關係，兩家父母與小孩都很親近經常來往。小孩子總喜歡叫大小孩抱上雙環，又拉又叫，吵得鄭媽媽都會叫我們小聲一點以免吵到病人。一天下午，大孩子有事出去，我們幾個小孩子在雙環下追逐奔跑，由於被追得很緊，情急之下，我跑到牆壁邊的箱子上，看到雙環就在眼前，就跟下面的孩子嗆聲：「太空飛鼠來囉……」，就一躍而下想抓住那看似很近卻又遙遠的雙環……。結果「碰」的一聲，只覺得眼前一黑，就不醒人事了。

醒過來後頭昏昏的，覺得雙手前臂很痛，人已經在自家醫院的X光室，父親拿著玻璃針筒看著牆上的看片箱（看X光片子的小箱子），上面擺著四根小小的骨頭的片子，看似已經斷了兩根（後來才知道）。看完之後告訴我要在斷的地方打麻藥，會有點痛但是不許哭。結果，打麻藥是有點痛，但是真正痛的是父親將兩支鐵的器械穿過我右前臂的皮膚，勾住斷骨在X光機下動來動去……，更重要的是弄完右手，還有左手骨折要解決。時間一秒一秒地過去，直到看到母親衝進來抱著我，問過父親之後，回過頭來說：「會痛嗎？會痛嗎？你怎麼沒哭？」我望著剛走出門口有點疲累的父親說：「爸爸說不能哭的……。」

幾個月後，父親在看片箱前跟我說：「你看，都長好了，你很勇敢都沒哭唷。」又說：「你以後的手一定會更有力，因為打斷手骨顛倒勇。」意思是小孩子骨頭斷了以後會長得更好。他哪知道我是……「不敢哭」吧！

父親從我小時候就一直要我跟他去釣魚，說是可以訓練外科醫生的手感，更可以訓練耐心與毅力。每當我看到放在皮夾裡父親給我的字條，上面寫著他沒能幫我把釣竿的捲線器修好，就買一個新的給我，要我小心滿載的字語，心中總有很多很多說不出的感覺，我可以了解他的苦心與毅力，一直覺得他應該是太陽魔羯座，月亮射手座的。聽說魔羯座的人對小孩有很高的期望，也不允許有太大的落差。可是仔細一想，當時他怎麼知道我以後會當外科醫生呢？因為我那時候才十三、四歲呢。

皮夾內一直放著父親給我的字

在滿潮的時候，淡水河口檢查哨的海水幾乎都快溢過防波堤岸，河道船隻通過引起的浪頭，由遠而近一波接著一波綿綿密密地壓向岸邊，倒是令人有點害怕。岸邊的舢舨船隨著波浪上上下下，在遠處平躺觀音山的襯托下就像和著海潮音樂而起舞。

除了久遠的記憶外，聽到「淡水」這兩個字倒是從一位很久不見的病人口中聽到。

「……嗯，我上次沒來追蹤檢查是因為我跑去淡水了。」陳小姐低著頭有點緊張地說。陳小姐因為乳房良性瘤接受過手術，開刀後需要接受定期檢查。

「我記得那天跟妳約了檢查，都還在當日掛號名單上看到妳的名字，可是那好像是三年前吧！」為了減少她的不安，我在想該怎麼跟她說：「那天去淡水好玩嗎？有沒有去紅毛城？」

「沒有，其實掛號之後我就開始睡不好，前幾天還失眠。」陳小姐慢慢抬起頭來，「那天開車到承德路要轉進石牌路的時候，突然就覺得不想去醫院，就直走到大度路，沿著路開後來才知道到了淡水。」她接著說：「有時候真的很不想見到你。」

「沒關係！」怕她因為住太遠而不願來，我說：「你可以在你們家附近的醫院做檢查就好了，不用來台北的。」

「不行，我只相信你」，陳小姐急著回答：「我只是擔心在這裡檢查出來是惡性的，所以我不想來。」

「那什麼原因讓你這麼久之後又來檢查呢？」

她頓了一下說：「因為最近我周遭的朋友有好幾個得了乳癌，所以……。」

看著她愁眉不展憂鬱的眼神，在護理人員的陪伴下很快地完成觸診，並安排了必要的檢查，告訴她說：「不用擔心，目前沒有癌症的徵兆，等檢查的結果囉。」

幾週後……。「叮咚」診間的候診燈響起，「三十五號陳〇〇小姐」，診間護理師提高了聲量叫著，「麻煩健保卡，謝謝。」

陸續進來兩位年齡相仿的小姐，應該是陳小姐的麻吉。剛坐下的陳小姐，有點疲累，沒有精神，猜她應該檢查過後這些日子沒有好好睡過。她終於開口說：「我來看報告的，從上次門診前到檢查完後我都沒睡好，一直擔心有問題。」她的麻吉緊靠著她身邊看著我說：「她都亂想，想到自己會怎樣怎樣的。」

「我知道，我看看。」在她坐下的當下我已經快速地看了她的紀錄與報告，跟她說：「不用擔心，結果只有良性的變化，只要……。」「喔，真的唷，那謝謝囉。」我話都還沒說完，她都已經拿了皮包站起來說：「我沒有問題，以後再說囉。」還轉過身子跟她的朋友說：「Maggie，來找他就對了，每次看完他我都很開心。」

「那你還會去淡水嗎？」我想她的心情應該很好，就開玩笑地說。

「會呀，等下要帶 Maggie 去淡水喝下午茶。」她笑得很開心很燦爛。

看著她神采奕奕推著她的麻吉走出門口，我終於知道吳宇森導演的經典電影《變臉》的情節是真實存在的。「ㄟ，ㄟ，陳小姐妳的健保卡……」護理人員在門口大聲地叫著。

記得大約兩、三年前青藏高原的夏天，躍出雪山頂的晨曦，灑了海子一片金色。風是冷的，水是冰的。好像有個東西從我身旁而出飛向不遠的前方，「撲通」沉重的一聲，蓋過吵雜的鳥叫聲，為這寧靜的高原清晨帶來些許文明的產物。石頭激起的漣漪以那美麗的弧線向岸邊漂來，水裡的無鱗魚自在地穿梭在漣漪弧線之間，在陽光下像水晶般地晶瑩剔透。

「當醫生面對無法醫治的疾病時，會很難過嗎？」剛丟過石頭的小鈴鐺很嚴肅地問著。

「當然會囉，要看我們能做什麼？怎麼了？你碰到這種情況嗎？」我擦擦手上冰冷的湖水回答。

「嗯嗯，奶奶胸部好像有長東西，可是她不願意去檢查，還說不重要，揉一揉就會散的。」說完，小鈴鐺語帶保留地站起來向從帳篷走過來的桑多老師揮揮手走了過去。

看著帳篷旁穿著幫典的奶奶，傴僂的身形及蹣跚的步履走在草甸上，右手轉著經輪左手掐著佛珠，嘴中唸唸有辭。雖然距離很遙遠，我卻依稀可以看到奶奶臉上滿足的笑容，漸行漸遠地消失在黑色帳篷剛剛升起的炊煙之中……。

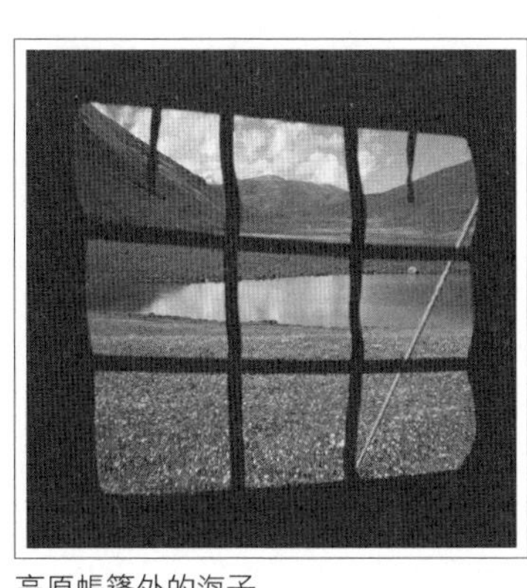

高原帳篷外的海子

往診

時序隆冬，藏曆大寒。

高原上的寒風，凜冽。

尼瑪家的燈光，昏黃。

尼瑪是個鄉村醫生，也就是俗稱的「赤腳醫生」，正在家裡準備放「雪珠子的油」的瓶子。雪珠子，又叫「旱獺」，是草原齧齒科動物，在草壩上到處鑽洞築巢破壞草場。由於長期棲息在高海拔，皮下脂肪非常肥厚，村醫經常刮取毛皮下脂肪放進一個廣口瓶中，放久之後裡面的油脂可以拿來當作燙傷之後的塗料，據說效果非常好。

「碰，碰，碰」急促的敲門聲，劃破了暗夜的靜寂……。

「尼瑪，快跟我走，我母親在家裡突然倒下去，叫也叫不醒，不知道怎麼回事，你可以來看一下嗎？」在尼瑪開了門後，多杰氣喘吁吁地在門口問著。

在屋子裡尼瑪問清楚事情原委之後馬上收拾些東西，跟屋裡的女孩交代說要出門，臨走的時候還特別將針包（放針灸器具的包布）和一支前面L型頭的金屬棒，用上有藏文咒文的五色經幡仔細地包好帶走。那女孩在被寒風打得吱吱作響的門口，目送他們兩人消失在無垠漆黑的草壩中……。

數天後，尼瑪回到家跟那女孩說，多杰的母親因腦中風過世了。

剛從「馬背上醫生」訓練出來的村醫尼瑪口中聽到「你可以來看一下嗎？」的時候，身為醫生的我就覺得沒問題呀，去看「一下」有什麼關係，也花不了多少時間。可是聽到尼瑪花了兩天的時間才到多杰的家，又花了兩天的時間回到住的地方，才知道在這地廣人稀的青藏高原上，有多少牧民因為無法得到及時的醫療照顧而失去生命，也才領悟到「馬背上醫生」存在的重要與價值。在唏噓這段故事的同時，一段發生在台北久遠的記憶，越來越清晰越來越真實地出現在腦海裡。

「把拔，你要去哪裡？」當時小學的我看著父親將聽診器、針筒鐵盒、酒精瓶子（那時候還沒有酒精棉墊）、紗布，還有一件白色醫師服等，放在一個底約一呎長、頂是半圓形的黑色小箱子裡，回過頭來對我說：「我要去往診，你要跟我去嗎？」那是我生平第一次聽到「往診」。

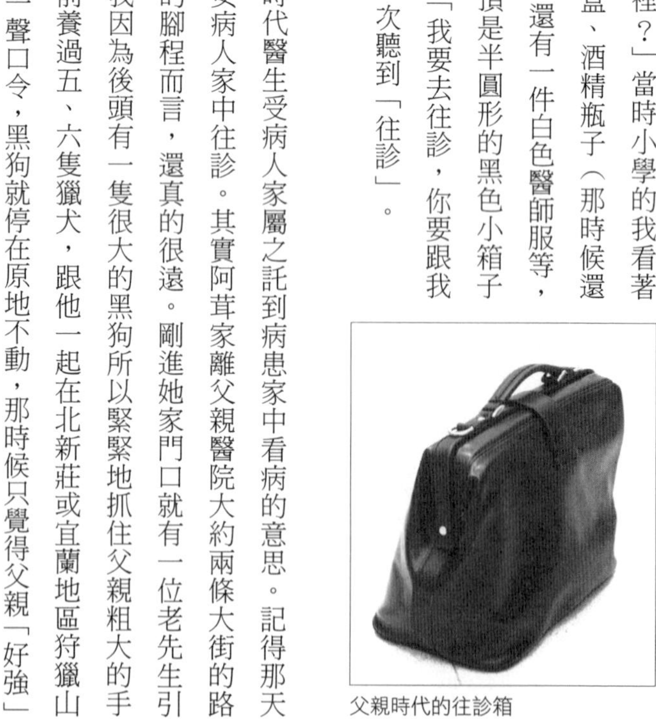

父親時代的往診箱

往診，是當時日治時代醫生受病人家屬之託到病患家中看病的意思。記得那天是到一個叫「阿茸」的女病人家中往診。其實阿茸家離父親醫院大約兩條大街的路程，可是對一個小孩子的腳程而言，還真的很遠。剛進她家門口就有一位老先生引父親到暗暗的閣樓，而我因為後頭有一隻很大的黑狗所以緊緊地抓住父親粗大的手跟著上去。大概父親以前養過五、六隻獵犬，跟他一起在北新莊或宜蘭地區狩獵山豬，所以輕聲地「噓」的一聲口令，黑狗就停在原地不動，那時候只覺得父親「好強」喔。

在幽暗的閣樓只露出一扇小小的窗戶，只見得阿茸躺在床上，左胸微脹一上一下地好像很喘的樣子，很費力地回答父親的問診，旁邊老先生幫著扶起阿茸回應並拍拍她的背部。當父親戴上聽診器將阿茸的衣服撩開，躲在父親後面的我從白色的衣服縫隙，依稀看到阿茸左胸前隆起一顆拳頭大的東西（後來才知道那是乳癌），旁邊紅紅的小顆粒散布在整個胸部，隆起的地方還滲著血水……。還好轉過身來父親的白衣服遮住了我的視線，也讓我有抓住衣角退回門口的機會。下閣樓往門口走的時候，我發現我比較不怕黑狗反而比較怕上閣樓了。在樓下父親跟老先生和來醫院請父親往診的人，比手畫腳地說了一些話，還比著左胸劃到右胸，右上腹及頭部，還做咳嗽狀。老先生他兩人點頭之後，很恭敬地送父親出門口並說了些話，我猜應該是「謝謝您，再見」之類吧。

「那阿婆怎麼了？」走在回家的路上我問著父親。

「她長了惡性腫瘤已經轉移到肺臟，沒辦法了。」父親幽幽地說：「一年前我要她開刀，她說不會痛就沒開了。」父親接著說：「你要記著，醫生只醫得了病，醫不了命。有些人開完刀就完全不會復發，有些人開完不久就到處轉移。病人要得什麼樣的惡性腫瘤我們無法決定，但是我們醫生就是要盡力幫助他們。」

在那一年過後有很多次，其中好幾次是在假日或是農曆春節，看著父親又拿著黑色的往診箱出門，我都會想起第一次往診的經驗。一直到有兩次的春節，正處隆冬，我也嚐到往診的滋味，第一次是幾年前農曆大年初二，家中電話突然響起，是我念臨床醫學博士班時候的指導老師，問我說：「有一個親戚罹患乳癌，現在在家裡身體很不舒服，能不能來看一下？」當下腦筋只是一片空白，不是說不知道怎麼處理，而是想「咦，我的往診箱在哪裡？」兒時的記憶有如雪花般一片一片地飄在腦海裡。

第二次則是在農曆大年初一。那是一位已經在本院開過刀、教授基礎科目的老師，在除夕前幾天因為春節醫護人員不足，所以醫院關了大多數病房只留下必須留院觀察的病人，他也覺得沒事就出院。沒想到大年初一他因為前次手術的問題還沒解決，造成無法進食還有嘔吐的現象，迫不得已只好打電話給我說：「不好意思在大年初一麻煩你，可是因為昨天就開始嘔吐無法進食，怕撐不過這個年節。」因為有上次的經驗，這次就駕輕就熟地準備東西去往診了。

我曾經認真地思考過為什麼病人老是在春節來找醫生？以往父親老是在除夕或是春節幫病人開刀，這個感覺就好像小孩在媽媽肚子裡為什麼就不能好好地在白天有醫護人員在的時候出生，偏偏要挑半夜人少或是醫生睡覺護理人員愛睏的時候才出生一樣？我也曾經問過病人類似的問題，他們的回答倒是滿一致的：「你以為我們喜歡過年來看病呀？我們也是不得已，只是剛好有你的電話囉。」

其實這個答案應該顯而易見，因為春節的時候，常規的醫院會減少門診或病房值班人員，因此來不及節前看病的人，在節日當中無法忍受的時候，只好打電話求救了。在聽完這些理由之後，我漸漸可以理解為什麼父親從不拒絕「往診」，也知道往診之後的結果，經常無法影響這些病人最終的病情，但是在往診之中卻加深了與病人之間的了解與關懷，這些是現今冷冷的診間螢幕前無法得到的。

在青藏高原基層醫療計畫中，幾乎每個鄉村醫生的任務就是「往診」。近的就在村衛生所附近，遠的就弄幾匹馬馱上醫藥箱，花幾天的時間往牧民放牧的草場就診，因為往診的時候都會騎著馬，所以被稱為「馬背上的醫生」。

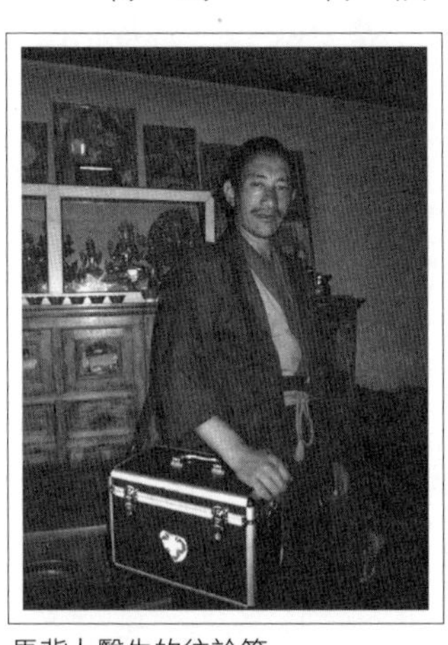

馬背上醫生的往診箱

早期執行計畫的時候，經常看到牧民關節炎情況特別嚴重。後來深入了解之後，發現牧民好客經常以酥油茶招待客人，有時候會在酥油茶中添加白土（一種溫泉區掃來的鹼土）使茶湯更加濃香可口。但是這種情況會造成氟中毒的氟牙斑及氟骨症，也就是「地氟病」。氟骨症是長期高氟飲食所造成的骨硬化、關節疼痛及活動受限，看起來像是兩手半舉投降的姿勢，多發生於成人。

為了了解村醫在受訓完幫助牧民的成效，我們隨著喇嘛村醫「所嘎」一起往診住在附近的牧民老鄉。他因為下肢關節嚴重發炎行動不便，幾乎長期臥床，一聽到我們遠從台灣來，也知道訓練當地的鄉村醫生，所以託人請我們去幫他看一下能否有助於他的病情。戴著深度眼鏡穿著藏紅喇嘛服的所嘎聽到這個消息，馬上準備一下藥箱跟我們一起往牧民家出發。

公路沿著草壩一路直下，由於牧民老鄉一個人住在公路旁的小山丘上，中間有車子無法通過的溝塹，所以我們的越野車停在路旁下車徒步到牧民家，所嘎則身著白衣服揹著藥箱，快速地行走在忽高忽低高原的草甸上。不到十分鐘，一棟小小有著斑駁牆壁水泥砌成的屋子，出現在涵溝旁邊，屋旁有很多垃圾廢棄物，環境很糟。

大概是午後陽光太耀眼，一進到屋子只見眼前一片漆黑，伸手不見五指。待眼睛適應了光線，才發現屋子只有一扇小小的窗戶，戶外些許的陽光透進只能讓人看到窗下的一張床。當四下尋找牧民的時候，突然聽到一聲咳嗽從窗底下傳來，仔細一看原來窗下的床竟斜躺一個臉上滿布皺紋的老人，從胸口以下用被沾得黑亮油油的羊皮襖蓋著。只比地高一點的矮床，床沿長板上放著熱水瓶還有一個茶壺兩個碗，長板外的地上放著一只羊皮袋，袋子裡面的青稞粉灑了一地，在光線的反射下顯得特別地髒亂。

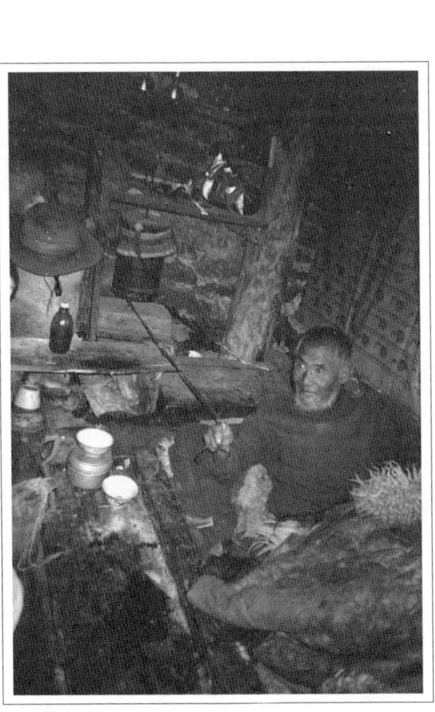

無法自理生活的獨居藏族老鄉

碗裡結塊的青稞粉顯示已經好久沒洗了。環顧屋裡四下，除了窗下一席板床外似乎沒有其他住人的跡象，床邊還放著一個約莫一尺長的經輪，上面用一條皮繩連著經輪，一端鬆鬆地擺在床頭邊，中間還有個小鈴鐺。當所嘎說明了來意，牧民老鄉很高興地笑了起來，還不時地用右手拉著皮繩轉起經輪來了，「咕嚕，咕嚕」經輪的滾動聲，夾雜著「叮噹，叮噹」的鈴聲，在幽暗的房子裡的確有穩定人心的作用呢。在言談之中，所嘎證實了我們的猜測「他是獨居老人」，因為下肢有嚴重的關節炎無法自由行動，所以幾乎沒有生活起居，飲食只靠鄰居偶爾過來幫他帶些水和青稞粉維持生命，手拉經輪是他每日生活的重心，希望能藉著轉經念咒而在下一世能有更好的命運。

低頭跨出屋子的門檻，一抬頭，望見湛藍的天和朵朵白雲，恰與屋內的景色成為強烈的對比。對於那些無法出門的病人，陪著我們度過每一天的平常景色，卻是他們夢寐以求的奢侈願望。「往診」或許是我們將所學的東西帶給他們，而他們所期待的就是往診那天的來到，因為只有在這一天他們看到了……「希望」。

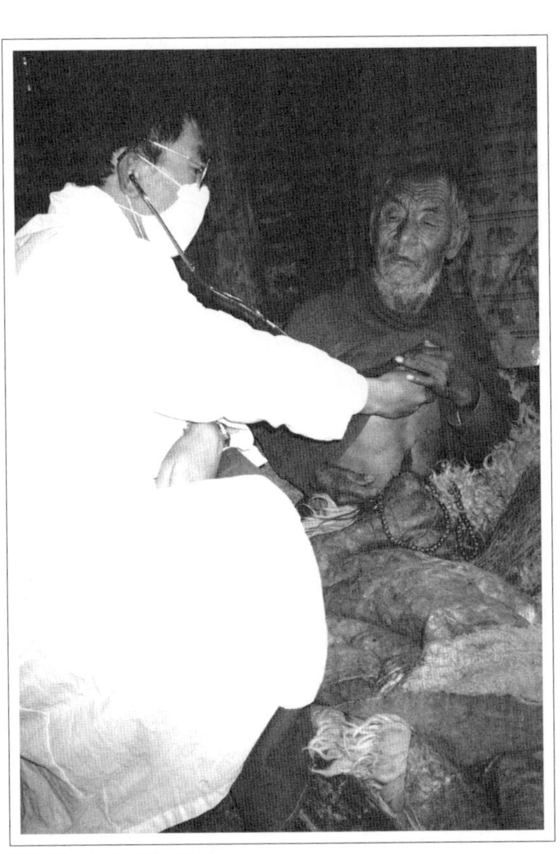

鄉村醫生往診幫老鄉看病

先ㄟ，厚哩

「嘿，嘿，邱桑，出來釣魚……。」小學教室外傳來了日語口音的聲音。

父親小時候住桃園附近，經常從教室被叫出去釣魚，長大後也教我釣魚。雖然那時代局勢不穩，小孩子還是無憂無慮的樣子。小時候的父親不太聽話，白天晚上到處亂跑，後來祖母受不了就安排好他去做學徒，印象中好像是賣啥東西，也不太清楚。

「你阿嬤（祖母）要我去，我就去看看。結果十五到店裡，月半就跑回家了。」說完了自己還笑得很開心。一到節日的餐桌上，父親都會說這段話，以前還小只好跟著笑，後來從母親口中才知道父親受不了當學徒，十五去、月半回就是當天就回家了。自從那天起，父親就決定當自己的主人。

日治時代在台灣本地學醫的都是地紳豪門，普通人是無法念的。父親看到在「偽滿洲國」有機會學醫，就跑去報名，結果申請上了——要到「旅順」念醫專，這一念就是幾年。隨著世界局勢丕變，在旅順的台籍學生要趕快回台灣，以免成為戰犯。

「那時候快結業了，但因情勢緊急，拿了結業證書準備回台灣，可是戰事頻仍，一路上檢查哨很多，所以將證書縫在衣服內袋，以免被查到沒收就完了……。」「剛結業的時候，教授還問我要不要留在旅順，他會讓我當一間醫院的院長呢。如果那時候留在那裡，就沒有你們囉……。」父親比手畫腳地在除夕吃年夜飯的時候，說了這段往事，「花了三個月從旅順、北京……上海、福建，最後才到台灣」。我發現他對大陸的地理還滿熟的。

「先在馬偕醫院當外科住院醫師，後來成為一般外科主任，那時他在院內表現非常認真，經常半夜開刀，我夜裡都要看他從家裡開門出去三、四次，我都很怕吵到鄰居呢！」母親馬上接著說。

最後因為個人因素（我猜應該有院方因素吧！），父親還在馬偕醫院正對面開了一家診所，成為台北市最早的外科診所之一。記得從小時候，父親就對我們玩火非常嚴厲地禁止與處罰。主要的原因是父親在開業的時間遇過最驚險的一次火災，就是診所因颱風夜電線走火，火苗沿著斷了的電線打到木造診所的頂上。

「那火勢竄得很快，一發不可收拾，趕快叫了你母親帶著小孩逃出來……。」父親描述這段經過的時候，還是有點驚魂未定的樣子。

「問題是當夜火燒屋之後，若沒有馬上架構出屋子的形狀，就會當違章建築被公家的人拆掉，所以你父親馬上動手在當地用支架弄成一個燒過後的空架子……，還好，要不然就沒有現在的醫院了。」媽媽對這段猶新記憶似乎仍有深深恐懼的感覺，這也是父親禁止我們玩火的原因。

對這家醫院，父親可說是白手起家獨立建成的，因此對它也是非常呵護。當時中山北路地區因「瑠公圳」尚未整治，所以逢雨必淹，每逢颱風天時，更是淹得可怕，當時的八七水災將醫院淹了快一層樓，父親還從醫院附近的二樓住宅做成竹筏，用很長的竹竿，一篙一篙地撐著竹筏到醫院，說「這是要拿東西給病人和護士們吃的……。」每次在那病人送給父親開業誌慶「劍膽琴心」大匾的附近看到那淹過的水漬，心中總是有股說不出的感覺。

「那是你父親從小愛玩，在颱風天裡還是喜歡玩水，停不下來……。」母親總愛在這段故事後面加上一段好像有些開玩笑又真的很無奈的話。

診所在我出生前幾年改為「仁光醫院」，是的，就是後來才有的仁光救護車的那個「仁光」，想像中應與父親的醫院名字有淵源。

「為什麼你叫仁輝，因為我想讓你發揚『仁光』醫院的光輝囉！」父親回應著我從小的問題，因為我是沒有按照族譜的輩分取名。

「院長，阿茸來看病了。」在醫院玄關上掛著「劍膽琴心」大匾對面的掛號小姐往屋子裡叫著。一位貴婦樣的女士慢慢地走向裡面，外面還停著一輛人力三輪車，等著接她。當時年約三、四歲的我正飛奔地往裡衝，因為阿公在追我，那時我手上拿著糖水冰袋邊跑邊吸，看到父親在遠遠的前面，就趕快躲到診間桌子底下。只遠遠聽得父親還唸阿公一頓說外面馬路車子多，小孩子這樣跑很危險。那時候的中山北路是新開的「三線路」，有錢人才能開著車在那路上奔馳。「……誰叫他這麼皮，害我都抓不到……」阿公無可奈何地說。

父親從小愛釣魚，開業後還跟一羣獵友打獵，所到範圍從北新莊到宜蘭山區都有，甚至還有高級官員因為怕母親知道，就在診間外面跟父親揮手說：「嘿！走，打獵去！」也因此家中經常養了五、六隻獵犬，還有大小不等的槍枝。據獵友長輩說，父親經常就是打死巨大山豬的最後一人，也是唯一會將被野豬獠牙刺到「開腸破肚」的獵犬載回家用手術縫合的醫生。據母親說父親對獵狗比對我們小孩還溫柔呢！或許是狗性忠貞，一聲口哨就完成使命，而小孩子？……嗯，太麻煩了。

從主任到自己開業，找父親看診的病人從沒減少過，除了手術技術一流之外，父親對病人親切的態度是病人死忠的原因。從我在醫院成長的每一個階段，父親都會教我看病技術，尤其是對病人的態度，經常帶我看病人，後來才知道那叫「床邊教學」。

玄關的掛號小姐剛叫完，「碰」的一聲開門聲傳來，是阿茸進來了。躲在診察桌底下的我，來不及跑出去，怕跑出去會被罵，所以只好安靜地不敢吭聲。四下張望，哇！眼前靠著有點剝落的牆壁有一盒紙盒約莫兩個小手大（當時的我），打開一看，差點沒嚇死，那是一盒霰彈獵槍的子彈，子彈後端是紅色硬紙板，一排排的有七、八排，我動也不敢動，看著父親穿著拖鞋，腳趾髒髒的，左右滑動。

「阿茸呀！來看病哦？是不是還要打營養針？」如果沒有看到父親的臉，其實聲音是很輕很溫柔的。阿茸是父親的老病人，三不五時就來醫院走動走動，沒事就聊聊天，稍有不舒服就打點滴。

「嘿呀！少年時糟蹋身體，老了才會給身體糟蹋，真艱苦啊……。」阿茸咕噥著，手上還拿著塑膠袋包著的東西，還發出塑膠袋摩擦的聲音「唏唏嗦嗦」的。

「先ㄟ，厚哩（給你）。」阿茸的話剛說完，突然之間，「碰咚」的一袋東西，溼溼黏黏的往桌子底下的我臉上衝來，我趕快用手擋下。只看到塑膠袋裡一顆圓滾滾、黑黑的眼珠瞪著我，大大白白的嘴巴雖然用一條大草繩弓著，卻還一張一閉地，尾巴還不時地拍著地板。我只差沒冒險衝出去呢！

「這是今天早上去市場買現貨，最大的草魚，趕緊吃哦。」那阿茸的聲音不像貴婦，倒像隔壁的阿姨。

這是我第一次看到病人送東西給父親。

如果換算這尾草魚，以現價應該不只兩千元，可是怎麼聽都不覺得這個送禮超過了現在的法律規定，反而覺得阿茸與父親的對話是如此地自然與尊重。

「沒啦！今天錢包忘了帶，先看病，以後再給。」阿茸靦腆地說。對父親而言，這是家常便飯，對我而言，怎麼好像有類似的一幕。

在青藏高原基層醫療計畫做滿三年後，有一次到牧區訪視，恰巧鄉村醫生江措幫一位牧民老鄉在看病，看完病開了藥之後，江措到帳後拿東西，只見得老鄉從厚重的藏服裡掏出了兩支蟲草（冬蟲夏草），放在江措剛吃完東西洗過的碗裡，說著「這蟲草給你，以後有錢再付喔！」

「哦！沒事，藥拿走吧！」江措的聲音從後面傳來。

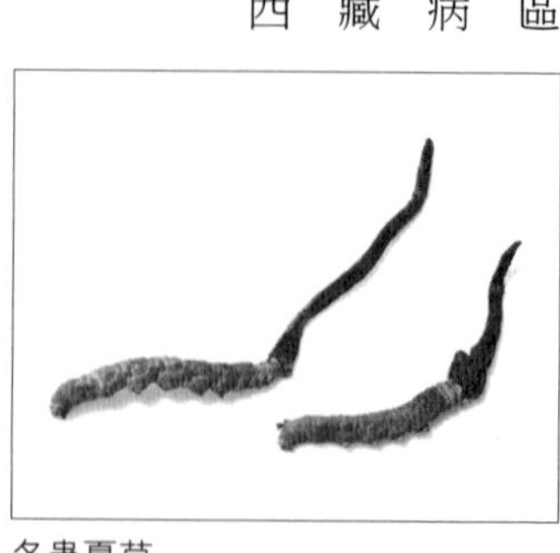
冬蟲夏草

除此之外，另一個計畫初訓訓練出來的村醫所嘎，幫一位患有肝膿瘍的老鄉看病，看了幾次都不好，右側上腹部還是斷斷續續有膿流出來。

「你為什麼最近都沒來了。」所嘎問。

「因為沒錢，不好意思再來。」老鄉欠身低聲地回答。

「沒關係，以後你來先看病，錢先欠著，以後有了再說。」

一年後，那位老鄉牽了一頭犛牛給所嘎說是謝謝他，其實那頭牛的價錢比全年的醫藥費還貴呢！

現今的社會，似乎阿茸與父親、江措與老鄉這種平實自然的醫病關係不復存在。醫療的快速進展，法律界的參與，網路資訊的無止境地擴充，讓醫生與病人的對話變得越來越冷淡，一切以證據為主，看診、開刀訪談要擔心有錄音筆，還擔心是否幾個月或幾年後會收到法院的傳單。我試著回想以往父親的病人雖然因病不治卻反而謝謝父親的照顧，比較現在的醫生即便手術成功還收到法院自己成為被告的傳票通知，這兩者之間，究竟是哪裡出了錯？或許都沒有錯，只是時代改變了。

當我成為醫生之後，也碰過「先ㄟ，厚哩」這種情況，第一次收到病人的卡片是當住院醫師的時候，五公分見方卡片的信封寫著小小端端正正的字跡：「謝謝您，郵差先生」。另外有一回在診間收到一個上有綠色紋路的盒子，裡面竟然放著一顆棗紅色的方型石頭，是來自遙遠的敦煌……。其實「先ㄟ，厚哩」的珍貴，不在禮物的貴重。試想在遙遠接近沙漠的地方，四下尋找一顆喜歡的石頭，那種精挑細選的神情；試想當伏在案前，字字斟酌地一筆一劃地將謝語寫在卡片，然後忐忑地拿到診間……。在在都顯示了阿茸的心意，即便是一張便宜的卡片，一顆小小底石頭。

任時空輪轉，四季更迭，生命中有多少阿茸擦肩而過，有多少江措緣起緣滅於茫茫人海之中，若能細細體會「先ㄟ，厚哩」雙方的心，那也不枉交會時所散發的光芒……。

有人好奇地問：「那你小時候躲在診察桌下，之後呢？」

「嗯！咳、咳……，時間太久了，我也忘了怎麼出來的。」我只記得後來父親將那些彈藥和槍枝都上繳了。

下一站　幸福

一九九三年我們第一次經青藏公路到拉薩，沿途的風土人情在在讓人感受到青藏高原無窮的魅力，青藏線可說是大陸內地進入西藏最美的一條路線，那時候沒有青藏鐵路，也沒看到藏羚羊。

自從青藏鐵路於二〇〇六年七月一日全線通車，創造多項世界鐵路之最。青藏鐵路從西寧至拉薩全長共一千九百五十六公里，北起青海省格爾木，經納赤台、五道梁、沱沱河、雁石坪，翻越唐古拉山再經西藏自治區安多、那曲、當雄、羊八井、納之到拉薩。鐵路穿越海拔四千公尺以上地段達九百六十公里，最高點為海拔五千

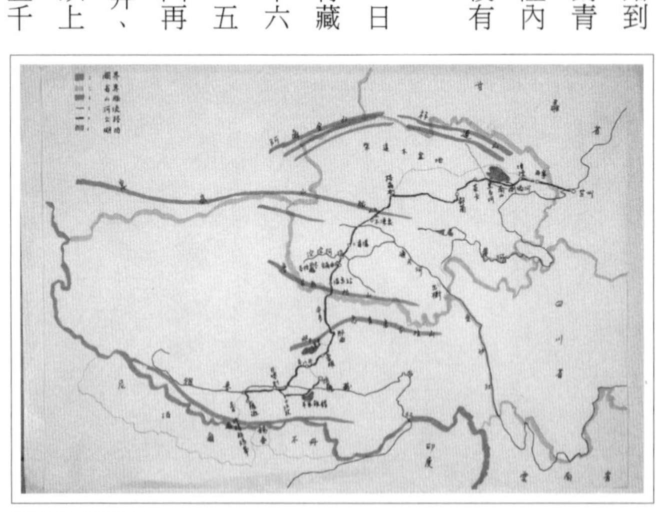

邱醫生手繪地圖

零七十二公尺。沱沱河是長江的正源，加上南源當曲、北源楚瑪爾河共同組成長江水系。沱沱河與南源當曲，在玉樹藏族自治州境內匯成通天河。以前聽說進入西藏的幾條路線中，川藏（由四川入藏）最危險，青藏（由青海入藏）最美麗。可是當我們由格爾木當天直上崑崙山住在沱沱河沿，晚上徹夜無法入眠，呼吸困難到極點，好不容易輾轉反側撐到天亮，幾乎無法好好體會青藏線的種種美麗與傳說。隔幾年後，才知道沱沱河沿海拔四千五百四十七公尺，幾乎是人類能夠居住的極限，也聽說一團日本人十六人死了八個人，主要是太快上崑崙山或是唐古拉山導致高山反應的併發症……。雖說是傳說，但也顯示出這條路線的危險性，畢竟近兩千公里的路程，若要在很短時間達到也是有其極高的難度與不確定性。

二〇〇八年隨著北京奧運的結束，四川省甘孜藏族自治州基層醫療計畫，因種種因素而告一段落。主要原因之一是當地政府有鑑於訓練鄉村醫生對基層醫療系統完整化是最基本的條件，所以積極投入村醫的培訓。我們也利用這機會當作馬背上醫生退出甘孜州南路六縣醫療體系的最佳時機。

「聽說州政府這邊好像對我們的支持不高，明年還要做嗎？」當我們知道相關單位的態度之後，我悄悄地問了同行的王先生。「看看吧！青海那邊或許可以試看看。幾年前在家『問訊』得到的結果，說是青海這邊囉。」王先生還是那副胸有成竹的樣子。

「我的媽呀！你還打卦咧！」我心裡咕噥著，也想只要還是在藍天白雲下的藏族地方，我都奉陪囉。

「打卦」是藏族面對未知的情況，都是以占卜來定可否。其實人們都是凡人，經常無法面對眼前必須決定的抉擇，通常就把這麼神聖的事交給上天或神佛。如此一來可以說是上天決定的事，我們凡人就應接受。也不知曾幾何時，「接受」、「認命」成為凡人追求安心的最佳法寶。

「我得了乳癌，已經診斷過了，可是家人幫我算過，我的貴人是在北方，所以我從南部來找了台灣最北的大醫院開刀……。」一位年輕的女孩子在門診很認真地看著我說。

「醫生，對不起，我不能去住院了，因為家人去算過命，說我不能給你開，所以上禮拜五已經開完刀了……。」電話中的那頭傳來了另一位女孩的聲音。在話筒旁邊隱隱約約可以聽到：「你就跟他說你已經去算過命就好了，不用講那麼多。」

往往病人本身很相信看診的醫生，但是家屬可能經由好心的親友介紹其他知名醫師而造成家族意見不合。「或許」用這種打卦、問訊、問神的方式來決定主治醫師也是好的，因為這種選擇包含了醫病關係中最重要的「信任」一環，而這個信任也直接來自於上天給予的訊息，可以弭平家族成員之間的不同意見。其實現今社會緊張的醫病關係中，有很多情況是來自於「不認命」。

聽完他所說的話之後，我馬上回答：「那樣子最好，因為你的病要儘快開刀，若是有一個值得你信任的醫生，就趕快讓他開了，對你以後的追蹤也比較好。」

可是話說回來，若是「挖蟲草的女孩」志瑪問打卦說必須截肢（註），而她或是她家屬也接受造成截肢的事實，那麼現在我們看到的，應該是個手殘足缺的認命犧牲者。那年冬天，我在電腦信件裡的照片看到的情況顯示她不應該是被截肢的命，所以不認命的我決定了一個重大的決定，也因此改變了她往後的運。她得了骨結核是命，不接受截肢是她的運，命是天註定的，而運是自己追求的。如何在命與運之間，在認命與不認命之際尋找最適合自己的未來，端賴自己明智的思考。對醫療而言，尋找第二意見，就是不認命的表現，當第二意見、第三意見都是如此，那麼是否就是該認清這就是「認命」的時候了呢？

二〇〇九年，當我們認命地踏上靠近可可西里三江源的措池之行，我們知道藍天白雲又將是未來幾年我們住宿的天幕，所不同的就是適應高山反應的方法改變了。從以前的甘孜州（康區的東南）到青海玉樹州（康區的西北），飲食由犛牛肉轉成青海的羊肉，成為上高原時適應高山反應的最佳利器。一如以往，這次上到高原（青海湖）因為連續吃了幾餐店家準備的碎肉蔬菜，當天就覺得手都腫起來了（真的，是真的……，由手指頭開始腫起來）。趕快跟老闆要了根羊排，啃到連羊排腱都啃光了隔天才消腫。這些年來，實在很難將這種經驗告訴吃素的朋友，也不知道吃素的人怎麼適應高山反應。

來到三江源地區執行基層醫療計畫，得力於一個非常關鍵的人物——「哈希．扎西多杰」。扎西多杰於一九六二年出生於玉樹州治多縣城附近的牧區。媽媽請秋吉活佛給孩子起名，秋吉活佛選了「扎西多杰」——吉祥金剛之意，媽媽喊兒子為扎多。

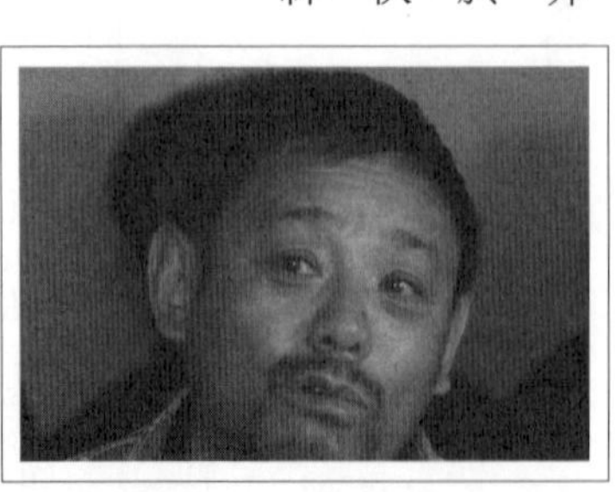

哈希．扎西多杰

媽媽生病了，人們拉著她去鄉醫院，後來要到玉樹州府結古鎮開刀。州上？那是多麼遙遠的地方，聽說要走十天才到。……現在，快樂聰明的媽媽離開兒子了……。扎多沒有哭，他突然衝出人群往山裡跑去。他坐在山坡上，盯著東方。那是去結古的路，除了大山，就是萋萋青草，媽媽就是消失在那草原的深處。他知道媽媽沒有了，但不知道死是什麼，「以後還能找到她嗎？」他想。草原很快隱入黑暗中，他痴痴地坐著，眼睛盯著那巨大的黑夜。

沒人能解釋藏人對家鄉的熱愛，就像解釋對母親的熱愛一樣。許多藏人對家鄉的感情異乎尋常的深厚，這也許來源於獨特的藏族文化。與現代社會相比，他們的生存不僅更依賴於自然的餽贈，而且與自然有更親密合諧的關係。不必說與人通靈的牛、馬和狗，就是山、水、樹木與草原，也被藏人賦予獨特內涵。它們也是生靈，是人類友好的鄰居。還有，藏人之間的互助，加深了他們對家鄉的依戀。但對扎多來說，也許有更直接的原因：他在這裡失去母親，他對母親的回憶，全部展現在這些高山和草原上。他只有站在那裡，才能活生生地看到母親。

清華大學畢業，北京大學自然與社會研究中心客座研究員劉鑒強所寫《天珠——藏人傳奇》中，描述著扎多為什麼這麼嘔心瀝血地推動三江源地區環保的原因。而我們現在的青藏高原馬背上醫生醫療計畫，正是在這片廣大但是「缺醫少藥」的母親大地上執行著。

「什麼叫蔬菜？那不就是草嗎？小時候犛牛吃草，我們吃犛牛。」扎多說著：「我八歲時才開始吃草呢！」

對扎多老師印象最深的，倒不是他八歲才吃草，而是他的善於演講，不能說他善於言辭，而是他一口氣能話說個不停約三、四個小時。記得第一次我們在格爾木上完課之後跟他上到海拔四千五百公尺的措池，晚上頭痛欲裂，儘快吃了些東西填飽肚子以增加能量，八點多就躲在睡袋裡對抗高山反應。哪知，只聽得床邊像唸咒一般地嗡嗡作響，語調堅定，鏗鏘有聲，面對藏族牧民如何保護這塊土地的一席話毫不停頓約三小時……。我差點跳起來跟他說「哩賣擱共阿」。

扎多也沿襲了他老師索南達杰的態度，對保育動物尤其是藏羚羊，及三江源源頭的生態保育，可說是「鞠躬盡瘁，死而後已」。索南達杰因一生致力於可可西里無人區的生態保育，對那些覬覦藏羚羊羔皮而大肆獵殺藏羚羊的盜獵者，可說是恨之入骨，不共戴天。然而卻在一個嚴寒的冬夜，在追捕盜獵者回縣城的途中，因人力不足而遭二十個盜獵者射殺在可可西里的雪地上。據說，索南達杰死的時候右手持槍左手推子彈，雙眼圓睜一動也不動，猶如一座冰雕。「沒人敢過去，即便死了，他也令人膽寒」，當時扎多也在現場，目睹了這活生生的一幕，對他以後的人生有很重大的影響。每一年他還是會在崑崙山可可西里青藏公路旁的索南達杰紀念碑前獻上哈達以紀念先師。可是年復一年，紀念碑因為凍土層溶化的關係，已經快埋入地下了。

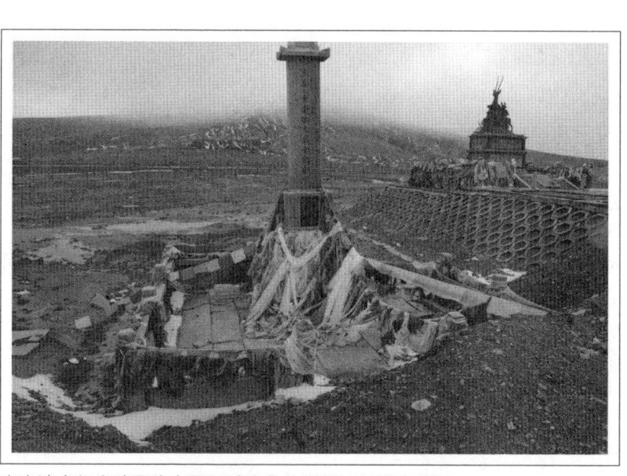

索南達杰紀念碑因凍土層夏季溶化的關係已經埋入地下

「三江源是長江、黃河和瀾滄江的源頭，是孕育整個中華文化之母。近幾年來全球暖化很嚴重，青藏高原的雪線區域是影響高敏感區，除了雪線提高外，崑崙山附近的沙漠化更加嚴重……。你看那就是野犛牛，現在已經看不太到了。」四輪傳動的越野車高速行駛在崑崙山畔西大灘，扎多說到激動處還深深地嘆口氣。當他說話的當兒，我還在想起陳若曦《青藏高原的誘惑》中提到，崑崙二老切磋武藝的時候，會不會有吸不到氧氣的高山反應呢？

今年在青海湖畔培訓鄉村醫生的路上，高原的氣候說變就變，忽然砰的一聲雷響，細密的冰雹打在草地上跳起來一顆顆地很像電動遊戲的小瑪莉，剛剛還是晴天萬里，現在則是烏雲密布，不像台北的雷聲只在遠遠的地方，這裡的雷聲「隆、隆、隆」綿密像立體的音響由左耳傳到右耳，時而低沉，時而吟唱，伴隨著大小不一的冰雹打在車窗上，咚咚作響。車子沿著有青藏鐵路伴行的青藏公路行駛，平行與交叉有如空間之輪替，晴天與冰雹有如時序之更迭，不一會兒，烏雲退去，藍天白雲出現在不遠的前方，一道彩虹以美麗的弧度，跨在那青蔥的草壩上。

「前方不凍泉我們要轉向曲麻萊鄉的措池，再往前直走就是五道梁與沱沱河沿，青藏鐵路有保護站在那裡。」扎多指著那廣闊的草壩說。這讓我想起一九九三年第一次走青藏線住在沱沱河沿那晚痛苦的經驗，也想哪一天就從這站搭著「天上的鐵道」到拉薩呢！

「為什麼那邊天特別藍？那邊的雲特別白？」沒去過青藏高原的人總是這樣問著。

「因為這裡的天空沒汙染，海拔高風吹得快，紫外線特別強，讓藍天白雲顯得更鮮豔。」扎多回應我的問話。這也難怪台北只有颱風前夕才會出現這麼難得漂亮的景色。

當越野車離開主要道路，高高在上緊鄰著公路的青藏鐵路倏忽地向前滑去。「哪！這是三江源頭牧民家的照片。你看多漂亮，藍天白雲，神山聖湖下的景色，帳篷冒著白煙，犛牛在旁邊吃草，牧民生活就是這麼簡單，這就是天堂。」聽扎多的描述，一幅所謂幸福的景色竟活生生地出現在眼前。從二〇〇九年開始隨著玉樹州基層醫療計畫的進展，看到培訓的鄉村醫生，個個專心地聽講，學完之後還將所學帶回海拔四千公尺以上的故鄉，堅持著維護自己土地的純淨，守護著牧民老鄉的健康。他們只有一個願望，就是讓這幅景色永遠地延續下去。回想十幾年來每年進出青藏高原，不就是想再去造訪這僅存的人間聖地。

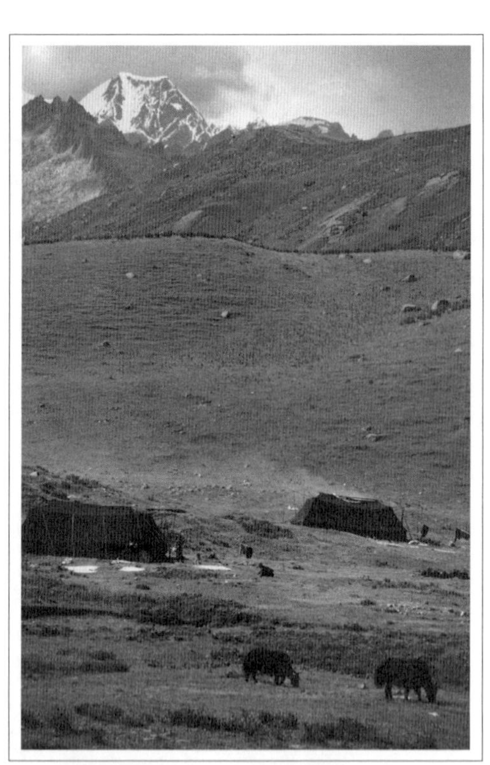

雪山聖湖綠地帳篷犛牛就是藏族簡單的幸福

與其說牧民的生活是落後貧窮，倒不如說他們的生活自然而平實。他們與犛牛相依相倚度過一生，也了解人與牲畜、人與山水之間生老病死禍福相倚的密切關係。若說簡單的生活就是幸福，那麼健康的定義更應不是「沒有生病」。如果我們能珍惜沒病的時候，去做一些有意義的事，即便在罹患癌症之時，能夠以一方平靜的心坦然面對即將而來的狀況，知道所行所止，何處該停，那麼我們就能想像自己在不凍泉的岔路上，說：「下一站，幸福。」

註：《挖蟲草的女孩》書中描述藏族女孩志瑪因為手腳化膿，問打卦說必須截肢，但是經過「馬背上醫生」醫療計畫的幫助而免於截肢的命運，並能夠繼續用她銳利的眼睛在高山上挖蟲草，為她的家人提供更好的生活條件。

第二章　白雲蒼狗

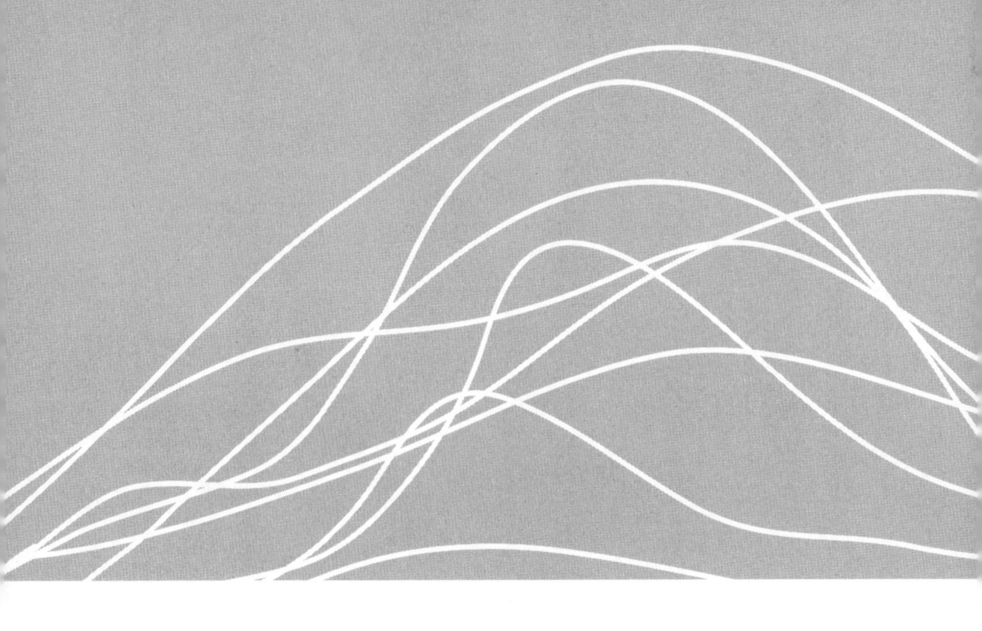

時間是無盡的長河
在此時留下了短暫的片刻

所有歡笑 憂傷 欣喜 惆悵
都將在這裡
落幕了
不管跌倒 鬱悶 悔恨 失落
且擦乾盈眶的淚水
綻放燦爛底笑容

空間是無際的蒼穹
誰在這裡駐足
那些所謂底曾經
總在夢裡
交織成美麗的圖案

在即將離開的時候
總會留下些許的回憶
回憶是我單程的車票
我帶走的行囊
留下的是
滿天的星子
和一個不眠底夜

山溝與草壩

「嗡、嗡、嗡」低沉的音樂帶出銀幕上顯示的字幕，是漢字與藏文「馬背上醫生」，場景由遠處光禿禿的藏地大山，拉到近端兩人騎著馬緩緩地穿過高原草甸上的溪流……。

「如果各位在高原上看到這種光禿禿植被的景色，大概知道現在海拔約三千八百公尺到四千公尺以上了；若是你看到針葉林的植被，那就大概是海拔三千五百公尺附近。高原上平坦的地方，叫做壩子，在靠近高山附近的山谷地形，叫做山溝頭。」這是演講青藏高原「馬背上醫生」基層醫療計畫時，我經常會放的開頭影片，「別看草壩很平，開車或騎馬時一定要特別小心，因為我有經驗知道多危險呢。」

「謝謝您精采的演講，講得很好，可是您說男孩子一定要會的四件事（游泳、音樂、照相、開車），剛剛我沒聽清楚，可否麻煩您再說一次？謝謝。」在台北的一場對醫學生國際志工演講結束的時候，一位很年輕的男孩子舉手發問。

「喔，因為音樂代表節奏，人生當中就像高低起伏的音樂有高潮有低潮，不可能凡事一帆風順，也不可能永遠低迷不振，要在順利的時候，順勢加油衝過去，在困頓的時候，要ㄍㄧㄥ下去，為自己好好準備，等到機會來的時候，就能出人頭地；照相代表捕捉美好的剎那，因為人生不會永遠美好，不如意的事十有八九，若能抓住那美好的瞬間，就能陪我們走過陰暗的旅程；開車代表決斷，何時要優雅閒適，何時要儆醒自己，就有如開車遇到紅綠燈，什麼時候要開始踩煞車，什麼時候踩油門，都是很重要的timing問題，了解並對timing很有決斷性，當然就能夠在生活當中游刃有餘；游泳代表體力，有了體力才能撐過諸多不順的時候，有了這四樣就能夠在生活當中，了解事情的輕重緩急並擁有如何應對進退的能力。」

「哇！這聽起來好ㄇㄧㄢ（man）喲……。」在我回答那年輕醫學生的時候，彷彿聽到這麼一句話。

「把拔，開快點超過火車，快、快、快……。」吉普車沿著舊的淡水線鐵路（現在已經是捷運淡水線）旁的省道快速奔馳……。猶記得小時候的我，父親載我們出去玩的時候，我躲在駕駛座後面，搖著父親的肩膀，比著外面疾駛而過的火車大聲嚷著，問題是父親真得開很快，而且笑得很開心。那是第一次坐上吉普車，後來也學會開車，一直到上了青藏高原，才真正坐到四輪傳動的吉普車，也在高原上開了好幾次越野車，通常都沒事，卻也在一次翻了車差一點回不來了。

那一次，我們從昆明沿著滇藏線經川藏線的北線要進入到德格，途中必須經過比較平坦的農牧縣、道孚縣、爐霍縣和甘孜縣。當時已經入秋了，藏區因為地處高寒，冬日較早來臨，所以能夠收割青稞的季節大多在八月底、九月中。另外，藏曆八月，康區北邊高原氣候，天高雲淡風和日麗，雖然夏日將盡，牧草枯黃，但是早秋的楓香已經為路旁景色妝上一抹嫣紅，所以甘孜縣特別為了這個時節定了一個「迎秋節」，作為全縣人民的民族傳統節日，演出藏戲或民族歌舞，為這即將來臨的酷寒冬日，先做秋收冬藏的準備與慶祝。

藏區地形因喜馬拉雅山系在大陸西南擠壓成了忽高忽低的橫斷山脈，一片平坦的高原經常夾雜著落差一、兩千公尺的河川，造成交通不便與世隔絕的地理環境。平坦的地方藏語翻譯成「壩子」，而靠近山邊的地方則叫「山溝」。我們從昆明出發，有小唐和李冰兩位司機師傅開著兩部越野車，一部俗稱巡洋艦的豐田車，一部機動性很好的小北京吉普車。需要兩部車的原因是因為高原上地廣人稀，經常前不著村後不著店的，加上夏季的高原雨勢旺盛，時常有土堆坍方夾雜大量泥石流沖垮路面，若只有一輛車而卡在路上，可說是叫天天不應、叫地地不靈而欲哭無淚了。由於滇藏線的道路崎嶇不平，加上當時的政治環境兩岸關係還是很緊張，實在需要很熟練的當地司機師傅來幫忙處理一切食宿相關事務。當然，為了防範路上遇上土匪搶劫，他們在車廂裡還帶上了長槍以備不時之需。

夜幕低垂到已經不能再低了，明亮的月光映在路旁的河水，水面上快速漂動的銀月，就像緊跟著我們似的，疾駛在往爐霍的路上，那時候已經晚上十一點多了。

「這是哪裡？怎麼跟以前來的時候不一樣？」車上同行的伙伴已經是老西藏，自從一九九〇年開始跑藏區，每個地方對他來說都很熟悉，可是畢竟白天看到的景象與深夜應該很不一樣吧。最後終於在爐霍的招待所打尖睡了下去。

隔天早上，大概時間太久已經忘了是要往道孚縣，還是要往甘孜縣，只知道這一路屬於農區，道路平坦，開車應該是輕鬆寫意的事。高原壩子上雖然地形平坦，但是也經常有溝塹橫在路上，若是因覺得路很平而開了快車，往往在溝塹前緊急煞車而翻車，或是不敢緊急煞車而直接過了溝塹。結果呢？不是「碰」一聲重重的車輪撞到溝塹，就是「哐噹」一聲，車子就像拍電影一樣飛了上去，又重重摔下，人在車子裡也像坐雲霄飛車一樣，甚至會撞到小北京上頭的橫槓。在經過幾次飛身撞擊，頭上沒有幾個包包，腰背臀部沒有痠痛的，都不算來過青藏高原。

「你要開嗎？路應該很好，沒問題的。」小北京吉普車的司機師傅李冰大概是昨天開得太累了，還沒恢復體力，就問著我。我想在台北我都開車很久，而且有國際駕照，應該沒問題，就答應他了。

片片楓香紅了秋高氣爽的高原，朵朵白雲像貼畫似地貼在藍天上，空氣是清新的，心境是寬闊的，雖然偶爾對面車子駛過的黃土瀰漫了眼前的路，倒也不失開車行駛在河邊綠蔭路上的閒情逸致。車子一路行駛在柏油和碎石路交雜的公路上，沿河路旁農區的景觀豐富異常，收割的青稞一堆一堆，藏婦背著比身軀大上好幾倍的草梗，蹣跚的步伐讓草堆左右來回地擺動，兩頰塗了酥油紅紅的少女走在路上，種種藏族風土人情，應是很多攝影者夢寐以求的鏡頭。

忽然間，「叭、叭、叭」急促的喇叭聲從車後傳來，照後鏡中只看到滾滾黃土裡依稀巨大的卡車，漸行漸近，幾乎快撞到小小隻的小北京吉普車。由於路很窄，不容易超車，尤其是那麼大的卡車更是不容易。然而這一路上，「叭、叭、叭」短促的喇叭聲催得人心惶惶。終於，在一個路較寬的路面，小北京讓了大卡車，只見得車前方黃沙滾滾，不知方向在哪兒。

然而，十年河東，十年河西，風水輪流轉，自從大卡車超車之後，我們這輛車與前面的夥伴巡洋艦豐田車分開了。當然，大卡車不會放過這機會的，一路上忽快忽慢，忽左忽右，車輪捲起的黃沙覆蓋了大地，幾乎看不到路面……。為了避開灰

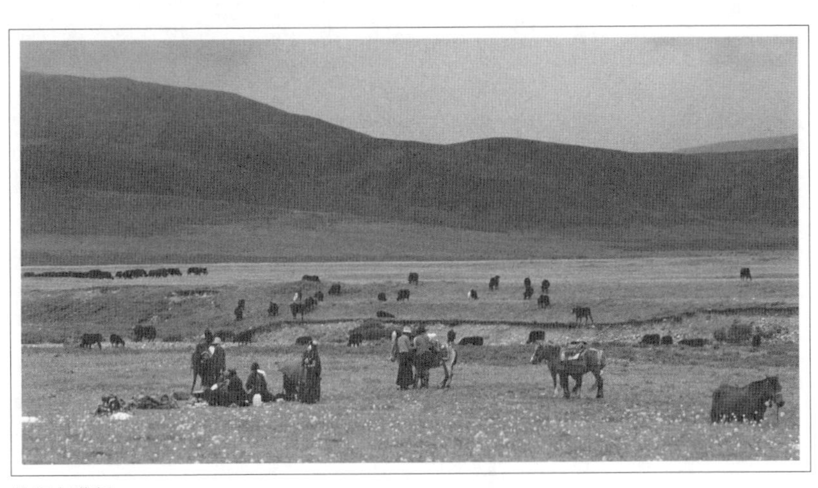

草霸上溝塹

塵，只能慢慢地躲開卡車的揚塵距離，約莫有三十公尺，可是不一會兒，它又放慢速度在小北京跟前，好像故意似的，於是我們閃開，它卻放慢，我們要超車，它又不讓，如此幾來幾往，車子裡幾乎布滿灰塵。看著卡車又慢慢地左右擺動，我心想：「是可忍也，孰不可忍也。」於是找了一個路面逐漸寬廣的村外道路，想一舉超車。正當逼近卡車左後方時，看到大約兩輛車的空隙，應該可以直接加速超過去……。可是不到一瞬間，卡車車頭已經壓到前面車道，「叭」的一聲，警告味道非常濃厚。當時心想又不是沒被壓車過，加上路面還夠寬，應該沒問題，可是小北京畢竟馬力不像台北的車子，無法加速衝過。回想那時候，應該沒有五月天《尬車》的音樂吧，否則就……。就這樣與大卡車並行疾駛約十數公尺，雖然馬力不足，但是已經盡全力了，只聽得「轟隆隆」的引擎聲加上車旁卡車輪子的轉動聲，在青藏高原的一隅互相角逐著。

忽然……，車前不遠處的路邊似乎有一包土堆出現在黃土飛揚的眼前，說時遲，那時快，小北京撞上了小土堆……，接著就像李安拍的電影一樣，飛了起來，向左邊的路旁傾斜，慢慢地……慢慢地……慢慢地……越來越低……越來越低……越來越低……終於低到了車子撞到路旁凹陷的溝塹，整輛車是翻過來的……。在滾滾黃塵翻轉的車子裡，我似乎還聽到了那卡車上咒罵的聲音：「哼！敢跟我憋車……

#@%$」。

接著，……託上天保佑，平安到了理塘縣，當然先到長青春科爾寺還願囉……。

其實，草壩上的危險不只是開車，光是騎馬也很危險的。

藍天，白雲，彩虹，犛牛，馬兒，藏獒，小孩，藏婦，可說是草壩上精采照片的靈魂。若是一張照片有著這些人物景色，幾乎都是畫龍點睛的傑作。想像中曠野裡騎著駿馬，馳騁在一望無際的草原，是多麼瀟灑自在的一幕……。

「前面就是我們昨天來的時候將車子暫時停放的村子，應該快到了。」一直跟著我們做基層醫療計畫的藏族師傅「鄧珠」騎著比較年輕的馬，野性較強，他一邊說著，一邊還要抓緊韁繩控制馬兒不亂跑。

那一年我們從濯桑騎馬到格木鄉訪視鄉村醫生「區達」，前一天，在入山口附近將馬兒分配好之後，就開始往山上的牛場（放牧犛牛草場的俗稱）前行，也是那時候我開始學會騎馬的。自從摸熟了馬性就拉上韁繩隨著自己的意願穿梭在不見陽光的林間小路上，聽著融雪而下的淙淙流水聲，閃過飄掛在針葉林上的苔蘚原始植物，任朝露未乾的枝葉打在臉上，有一種清涼寫意的感覺。

在經過一夜與鄉村醫生詳談計畫的未來走向，因為路途遙遠怕耽擱行程，隔天一大早就騎著馬開始往回走。一路上景致豐富多樣，時而亂石成堆，時而高山縱谷，時而平坦草原，時而草甸處處；我們有時下馬而行，有時策馬輕跑，尤其到略為平坦的草壩時，懂得騎馬的鄧珠甚至會策馬奔馳御風而上，那時候騎在穩重緩緩而行的母馬上，心裡著實羨慕那種「風馳電掣」飛起來的感覺。

聽到鄧珠說完那些話時，遠處草壩的盡端似乎有一排白白的住家，在長草的草壩中忽隱忽現。霎時，足下的母馬輕輕地墊了些腳步，感覺上自己不用韁繩牠自己開始快跑了起來，看著旁邊跟隨母馬的小馬，也開始加快了腳步，在廣大平坦的草壩上，周遭的馬兒都開始小跑步了起來。眾多的馬兒腳上的蹄鐵蹬在硬實的草甸上發出「蹬、蹬」，「蹬、蹬」，「蹬、蹬」短而急促的聲音，若是數十匹馬兒的奔跑下，應該有「千軍萬馬」的聲勢。

眼看著小村莊越來越近，馬群也跑得更快，到最後甚至有飛馳的感覺。一開始想說終於有馳騁在高原草壩的感覺時，速度已經快到有點害怕摔下來的情況，旁邊的鄧珠也一直叫著：「慢點，慢點，韁繩不要全放，也不要太緊……。」哪知道，母馬幾乎不受控制一直地往前奔，甚至還會跳過前方凹陷的溝塹，在空中形成四足離地只有在馬術比賽才看得到的景象。等到稍為控制住馬兒的時候，速度還是很快，不過心想應該已經能駕馭了，不必擔心，況且前面幾公尺處已經是村莊口了……。

突然間，快速行進間的母馬竟然前腳打直後腳彎曲就像緊急煞車一樣完全停住，而馬背上還是很快速度的我，就依著像物理學慣性原理一樣，往前飛出去。我只記得我頭向下腳離開馬鐙之後直直向前就像垂直前滾翻，翻過低著頭的母馬，重重地摔在馬鼻子前面……。

至於我怎麼摔馬，怎麼被扶起來，已經不復記憶。但是鄧珠說那匹母馬是帶頭母馬，在回程的時候，不需要馬夫就能認路回家，在接近牧民家前的草壩時，會不由自主地想要儘快回家，加上平坦的草壩上讓牠們更能發揮跑步的能力，一到家門就能馬上煞住而回家了。

聽完這些話，沒有埋怨，沒有怨嘆，我心裡只有──「厚！早說嘛……。」

早些年，一旦上到理塘縣，除了準備上課還有與當地衛生局討論計畫細節以外，經常會與司機師傅傍晚到壩子上走走，順便拜訪鄉村醫生或是一探牧民的生活。當時小唐和李冰師傅雖然從海拔兩千多的昆明上來，一樣有嚴重的高山反應，看著他們頂著嚴重的頭痛及食不下嚥，心裡真的很不好意思。倒是兩三天後，他們比我們更快地適應當地的高度了。

「走吧！去打雪珠子。」傍晚時分，小唐興匆匆地找我們去打獵。李冰因為剛退伍，滿口答應就拿著長槍放在越野車後面準備出發了。當車子要轉到壩子前的山溝頭時，看到山溝頭裡有一塊略為平坦的碎石坡，同行的夥伴竟吆喝說：「我們先在這裡練習打靶吧，打準了之後，再去壩子上打獵囉。」

「砰、砰」的槍聲，「咚、咚」的鐵罐聲，斷斷續續時有時無地由山溝頭傳出來，加上山谷的迴響，讓這平常高原上不易聽到的聲音，顯得特別地刺耳與突兀。

壩子上的黃昏，夕陽西斜，彩霞如暈，犛牛低頭吃草，小孩相互追逐，藏獒吠聲連連，帳篷炊煙裊裊，遠處的高山白雪覆頂……，只見得近處的長槍準星裡，竟是一隻毫無警覺後足而立的雪珠子。雪珠子是高原齧齒科的動物，大大的眼睛，長長的睫毛，鼓鼓的腮幫子，加上圓滾滾的身軀，外觀很是討喜，只是因為喜歡在高原上鑿洞而居，是破壞高原牧草環境的元兇。

正當右手的食指要扣下長槍的扳機……，一切將成定局。

「放牠們走吧！牠們的肉又不好吃，你們也不會吃，打死牠們對你們也沒有好處，我帶你們去曲登轉轉囉。」

藏族的桑多老師輕輕地說著，就像他以前讓我們不要在海子山裡打獵，因為他說會觸犯山神而造成雪崩一樣，他說在藏區每一種生命都是珍貴的，我們不知道這些牲畜是否是我們前幾輩子的親人朋友呢。

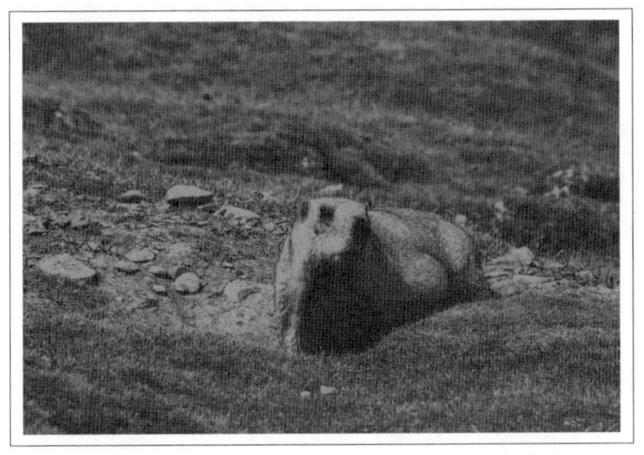

雪珠子

蹄花湯的早餐

自一九九六年正式開始青藏高原「馬背上醫生」醫療計畫的前幾年，由四川進入甘孜藏族自治州理塘縣最近的一條路線就是「川藏公路」。當時「單進雙出」的規定就是每個月的單號只能由成都進康定，雙號則由康定出成都，主要的想法就是讓雙向的行車能避免在很窄的山路會車，達到行車安全的目的。

八月執行計畫的評估與追蹤後，從理塘輕輕鬆鬆地離開廣闊的海子山和折多山進入山區的康定時，都有一種很放鬆又有點依依不捨的感覺。因為頭不再痛也不用擔心缺氧的問題，卻又不捨那些聚在帳篷裡牧民的眼神。

康定，對，就是那「康定」，以前西康省省會的康定，那首《康定情歌》的「康定」，古稱「打箭爐」，傳說三國蜀漢諸葛亮七擒孟獲，派遣大將郭達在此造箭而得名。

原本只有在音樂課時候才會聽到的字彙，竟然在漫漫行程中出現在路旁的標示。《康定情歌》是一九四六年福建吳文季先生改編當地歌曲《跑馬溜溜的山上》而來。一開始我們也猜想是否真的有「跑馬山」，直到上去看過之後才知道那只是一座小小的山包，與台北近郊的紗帽山有類似的規模，只不過它上面有一座白塔的平台。

與康定熟悉，不在於從小聽過《康定情歌》，而是在它附近所產生的矛盾情結。康定海拔約兩千六百公尺，是執行醫療計畫進入理塘縣（縣城海拔三千八百公尺）之前的高度適應點。雖然近幾年二郎山隧道開通後，有些藏族司機師傅可以一日內從成都機場直奔理塘縣城，但是對於平常生活在平地的我們，逐步地適應還是比較安全的作法，也比較不會有嚴重的高山反應。

反過來說，從理塘返回康定是一路下坡，頭痛的高山反應已經緩解，完成計畫執行與追蹤的緗緊心情，在翻過折多山快到康定前的溫泉小店就完全放鬆了。在這裡大夥都會好好地泡上一個熱熱的溫泉澡，洗盡這些日子的繁瑣與不快。待越野車也徹底沖洗過後，輕鬆地進入康定賓館是每一趟高原之行的唯一享受。

康定城裡，漆黑如墨，然一夜無夢………。

「馬背上醫生」計畫執行的早期，礙於「單進雙出」的規定，從康定經瀘定過二郎山，雅安回到成都，幾乎要花掉一整天，有時候碰到路上堵車到成都幾乎都過了午夜。瀘定是個有兩千年歷史的古城，離康定四十九公里，距成都二百六十九公里。因清康熙皇帝欽賜「瀘定橋」而得名，是進藏出川的咽喉要道。在近代史，國共內戰中「瀘定會戰」是逆轉雙方優劣情勢的重要戰役。

暗夜摸黑出了康定，一路沿河岸而下，過了城外經常坍方的地點後心裡就踏實多了。天剛亮，車子緩緩進入瀘定，石頭路面在晨曦中閃閃發亮，因縣城靠近河谷山腰，清晨的山嵐往往為這古城披上一層薄紗，往來稀少早起的居民，在朦朧中忽隱忽現，彷彿誤入仙境的凡人。「在這吃早餐吧！」鄧珠師傅突兀的聲音驚醒了車裡還在作夢的我們，睜眼一看，整條街上約莫兩三家小店開張，店裡冒出了熱騰騰的白煙，店外還有小女孩打掃著。

「老闆，來兩碗蹄花湯。」鄧珠一邊將車子上鎖一邊吆喝。

「喔，來了，還要包子不？」店裡的女老闆用川話應著。

「來碗蹄花湯！」我用生疏彆扭的四川話學著，心想做基層醫療計畫這麼多年，也應該學學藏語或四川話什麼的。

「你這哪叫四川話，聽起來怪怪的。」一起做計畫很有默契的夥伴嘲笑著。他笑也不是沒有理由，他從一九九〇年開始跑藏區到處捕捉藏族牧民的美麗倩影，也出版了一本高品質的書《在龍背上》。由於經年融入四川、雲南、藏區的文化生活，不知不覺也會說一些方言。有一次他在四川跟當地人ㄌㄠˋ方言，說了半天，當地人問他說：「你是南充來的嗎？」原來南充是重慶北邊的一個城市呢。接著他說：「你說說看怎麼會這麼喜歡蹄花湯。」

其實「蹄花湯」就是湯裡面有豬蹄，也就是豬腳囉。

從小只要餐桌上有豬蹄，就知道專門為父親做的，因為父親很喜歡吃這道菜。也曾經問過為什麼，但是聽不懂理由，一直到當了醫生才知道豬蹄含有豐富的膠質，對筋骨很好。

上了青藏高原飲食都必須特別小心，通常犛牛肉對我而言是適應高山反應的最佳良藥，吃了它在高原上眼睛都亮了起來，身子也覺得比較好。可是計畫結束離開理塘，在平地上如果吃了犛牛肉，就好像哪裡不對勁似的，我們常常將這比喻為「低山反應」。大概是離開台北一陣子，飲食習慣又完全不一樣，所以一到瀘定看到有「蹄花湯」就覺得異常親切，加上那蹄花兒還真的很好吃呢。

「那蹄花很好吃呢！」每次車子從瀘定離開往成都開的時候，都會跟女老闆說一聲。就這樣如果我們走川藏線出來，都會在瀘定吃一頓蹄花湯的早餐，或許那是緩解「低山反應」的良藥祕方。

也不知怎麼著，回來台北之後，竟然對賣早餐的店家有著不同的感覺。

在台北，大概是上班族很多的關係，幾乎在公司行號或捷運站附近都有早餐店。有的賣飯糰、豆漿，有的賣厚片吐司、奶茶，或是蛋餅、蔥油餅等，幾乎想得到的早餐都可以買到。比較好奇的是，好像賣早餐的主廚都是老闆娘，而老闆好像都是搬豆漿、拖重物的。在每天早上快到榮總的路上，接近十字路口旁有一家早餐店就是這種組合。由於路口的紅燈很長，經常在等紅燈的時候會仔細地看看這家特別的店。男老闆個子高高壯壯的，有個小肚子，約莫四十出頭，經常看他從屋後頭搬一大桶豆漿，費力地一步一步地移動到放在店口的豆漿桶前，深吸一口氣，倏忽地將桶子抬高放在鋁皮的處理台上，將豆漿慢慢地倒入直到加滿。

女老闆約莫三十多歲，眉清目秀的，紮著短馬尾。看著她面對店前排隊的長龍有條不紊的問：「你要什麼？厚片吐司，加蛋，奶茶？大杯還是小杯？加肉鬆，蔬菜多一點。」「嗯，後面的，你要什麼？」看著她個頭小小的，卻是精明幹練，更令人佩服的是她的記憶力，店外顧客點什麼從來不出錯，店內七、八個人出來，買單算帳也清清楚楚。

看著這一對夫妻忙進忙出的，尤其在週一 Monday blue 的時候更加地忙碌。幾年來除了國定假日外，幾乎為這麼多的上班族提供了穩定且好吃的早餐。有時候在經濟不景氣的時節，他們店裡還是人來人往，令人有一種「還好還在」的安心感覺。在假日的時候，偶爾會看到他們兩人之間，牽著一個大約五、六歲的小女孩，走在捷運附近的紅磚道上。傍晚的霞光透過行道樹間，灑在樹間的綠蔭和他們三人的身上，與上面緩緩駛過的五彩捷運車廂相映，可說是房屋仲介最好的活廣告呢。

時間流轉，四季更迭，春去……冬來……。

也不知道是習慣了，還是交通順暢了，有些日子沒等紅燈仔細看看這間早餐店。有一天，在診間聽護理人員叫了名字，原本以為會看到熟悉的病人。等眼睛雙手離開螢幕與鍵盤，轉向病人的座位時，竟是那位賣早餐的女老闆和他的先生，當然他們不認識我。那幅三人在捷運下的活廣告影像竟然活生生地出現在眼前，只不過少了那個女孩。

「我想來檢查胸部，好像有個硬塊，大約半年了。」女老闆回應著我的問診，接著說：「剛發現時想來看，可是家裡的事放不下，又沒時間來。」我當然知道她的問題所在，一直在回想以前所看到的一切。

檢查過後也安排了超音波及攝影，時間都訂好也幫她預約掛號，但是我心裡是沉重的，因為判斷那個腫瘤可能是惡性，也就是乳癌。

約了下週，她沒來。

一週後她掛了號，沒來。

兩週後他掛了一號，沒來。

……，沒來。

……，……。

在一個週一的下午，在進診間的剎那，我依稀看見那似乎認識又沒那麼熟悉的面孔，靦腆地站在門口。「一號，李○○小姐」護理人員叫了名字之後，進來的果然是她，可是先生沒來，只有她一個人。

在她還沒坐定我趕快看了以前檢查的結果，果然是高度懷疑癌症。趁著她緊張猶豫該怎麼開口的時候，我趕快安撫她說：「最近有沒有不舒服？」

「有點痛，胸部那顆也變大了」，她的聲音越變越小還有點發抖，還不時望著窗外。

在護理人員陪伴下，我發現那腫瘤已經比之前大兩倍，但是還是能切除得掉的。之後並完整地解釋應有的處理方式與治療策略。

在聽完解說之後，她出奇平靜地回答：「若是不開刀治療會怎樣？」她話一出，我心中擔心的事就快發生，趕快轉個方向：「若不開刀瘤會越長越大，以後更不好控制……那你在擔心什麼？」希望能藉著這次可能僅有的機會跟她說明。

「擔心我的女兒，她還那麼小需要人照顧。更何況還要幫家裡的大小事……。」她的臉終於沒那麼緊張，輕輕地說著。

很想告訴她我等紅燈看到的情況，知道她可能必須負擔所有的家計，更知道她有個女兒，可能是她活下去的最大力量。我趕快順著話峰說：「那妳更應該儘快治療，因為目前還沒到後期，趕快治療的話可能還有機會。」

看著她低頭不語，我接著說：「妳可以做任何決定，但是給妳自己一個機會，也給妳女兒有妳陪著成長的機會吧……。」

在護理人員給她幾張單子和健保卡，出了診間還不忘回頭說聲：「謝謝你」。之後的幾週，我刻意地停在街口等紅燈，看著她和她先生忙進忙出的，店前的顧客依舊排成長龍……。

曾有句話：「過年容易度日難」。剛開始還會每天注意這家早餐店的情況，漸漸地，漸漸地，似乎忘了它的存在。直到過年前去買年貨和春聯要經過這個路口，也是等紅燈的時候，發現這家早餐店已經關門了。我忽然想起跟她說過的最後一句話：「最關鍵的決定，成就了往後不同的命運，進而影響周遭許許多多在乎你或是你在乎的人。」

石蟲草

今天真是不平凡的一天。早上萬里晴朗無雲，下午下著巨大的冰雹，傍晚跨著青海湖心的全幅彩虹，夜裡……嗯，今夜是七夕。

剛結束培訓上課，隨著一群喇嘛村醫摸黑走下山坡，「哞，哞，哞」小犛牛的聲音由遠而近，微弱的手電筒光線引領著我們不要踩著犛牛的「黃金」。抬頭一望，數不盡閃爍的星子鋪在暗夜無垠的蒼穹，試著去畫出北斗七星、獵戶座、金牛座，似乎有那麼點像，但因星子太多太亮，無法成形。今夜是七夕，牛郎與織女在銀河旁等待鵲橋出現，而我……正高山反應著。

「砰！」一聲清亮的敲門聲，基層醫療計畫的藏族工作人員歐要手中拿著一顆約兩個小孩頭大的石頭進門來說：「快來看，這是石蟲草，很難得的。」

屋內的人看他抱著大東西進來急忙地清出一塊地方，等他將大石頭放在桌上，大伙仔細地端詳這顆石頭，長長橢圓形的形狀，微帶粉紅粗糙的表面，若是擺在路邊應是很不起眼的。但是在石頭中間凹陷的地方，竟兀自地冒出一根長長黑黑的東西，底部與石頭相連，不易也不敢拔出。從外觀上及根據歐要從找到這顆石頭牧民的說法應是「冬蟲夏草」，只不過它由石頭中長出來，又叫石蟲草。歐要挪動這石頭，還撥弄了一下石蟲草說要拍照存檔。「這石蟲草會挖下來賣嗎？」我試探著問。他說不會，因為找到這個石蟲草的牧民，要特別獻給當地的寺廟以作為自己祈福之用。看著從石頭裡長出來的蟲草，黑黑的葉體像極了晾乾的金針花，可是蟲體埋在石縫中無法看見。

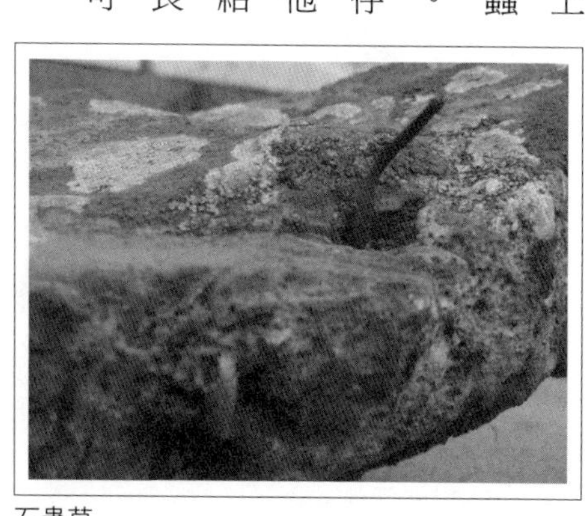
石蟲草

物以稀為貴，在藏區類似石蟲草這種很少見的東西，經常都會被視為稀世珍寶而獻給寺廟。記得有一年去轉理塘縣附近的「格聶神山」，山裡喇嘛聽我們遠從台灣而來，還特別拿鎮寺之寶來獻寶一番。一看之下，原來是古生物時代的海螺化石，據喇嘛住持說，身體有病的老鄉摸了這個法寶有驅邪治病的作用。類似的情況在藏區寺廟特別明顯。

「桑多老師，那老婦人為什麼跪在門前，用頭頂著大門？」我望著那幾近匍匐在寺門前石階上的老婦人，問著基層醫療計畫教課的藏族桑多老師。

「她因為生病，久病不癒，希望藉著頂禮膜拜來祈求解除病痛，一般有類似這樣的方法。」進到寺廟後，桑多老師揮手叫我過去，指著一隻黑底金色比正常大人還小一點的足印說：「這是達賴活佛踩過的足印，病人只要觸摸過後，病痛全消呢！」

藏族以頭頂禮祈求祛除痠痛

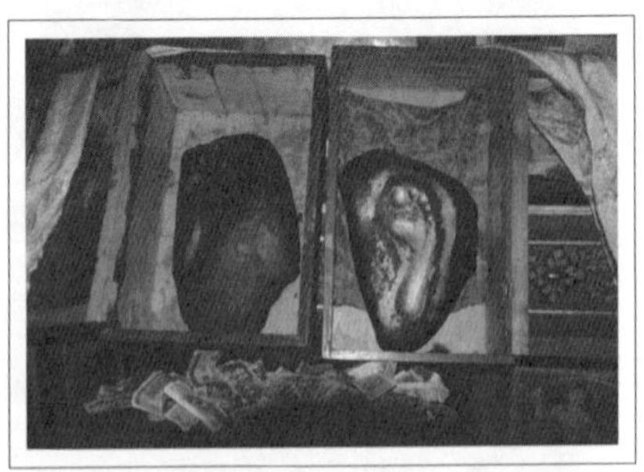

傳說中的活佛腳印

望著那石蟲草的照片，我想起在台北門診經常有人問起類似的問題。

「請問這個冬蟲夏草能吃嗎？」門診診間乳癌病人拿著一盒冬蟲夏草問我。那紅色盒子裡裝著十數根用紅線綁起來的全株蟲草，黃色類似八對足的蟲體，頭頂上連著乾乾黑色的植物體。「冬蟲夏草」乃是屬於真菌類的植物孢子，在夏天被蹸翅目蛾的幼蟲吃到肚子裡，可是因為天寒地凍，幼蟲過不了冬天而死亡，於隔年春天四、五月開春之後，孢子破蟲體頭部而出，長成黑黑的葉狀體（又稱子實體），這種冬天是蟲體夏天是植物體的冬蟲夏草若是出自青藏高原的話，其品質是屬於極品。

「那賣的人還說不能拆開紅線，說裡面的蟲草精會跑掉。」門診的女孩接著說：「這蟲草有沒有假的呀？很貴呢！這一盒已經幾千快上萬元了。」

「哦！這蟲草看起來像真的，但是有些商人會在蟲體弄小洞插入鉛線或牙籤，這樣秤起來比較重，比較好賣，所以他們會用紅線綁起來以免露餡。」我試著解釋可能的情況，「還要注意蟲體，因為有些不肖商人會用石膏打模印出蟲體的模樣，可讓成本更低。更重要的，不要買磨粉的蟲草，因為有的商人會添加鉛粉以增加賣出的重量，所以要特別小心唷。」

看著她有點放心又滿臉狐疑地離開診間，隨後，聽到護理人員叫下一個病人，只見得一個略微發福的婦女，兩手拿著幾個塑膠袋，袋子裡鼓鼓的好像有很多東西似的，跟著她的還有一位可能是她的好朋友。一進門來還沒坐定她就將一袋袋裝滿瓶瓶罐罐的袋子放在桌上，然後從袋子裡翻出一瓶標示著「靈芝萃取液」，說：「我是癌症病人，有很多朋友介紹說這可以增加免疫力，可以抗癌，我能吃嗎？」

望著桌上的瓶瓶罐罐及標示上的紅色靈芝圖案，我突然想起有一年在執行醫療計畫時，經海子山的途中，車子被攔下來，說是有人在賣超大的靈芝。在好奇心驅使下，下車看了那所謂的「天山靈芝」。一朵臉盆大的葉狀體，上面有大大小小的圓弧狀紋路，葉面下是黃色細細的皺摺，整個紅得有點怪異，呈亮亮的鮮紅色，心想：「若是真的野生靈芝，可以賣不少錢呢！」打聽之下，這朵天山靈芝要賣一千人民幣，當然這行人沒人願意買下這朵靈芝，在車子裡桑多老師還幫我們翻譯說，據司機師傅說這朵植物是被商人上了顏色，還加上亮光漆呢！

其實病患因生病尋求他相信的人或治療方法，這不只是人性，有時也因地制宜。有一年我在藏區教闌尾炎的診治，一位區麻萊鄉智然寺的喇嘛西力佳日在晚上突然敲我房門說有種藏藥對闌尾炎治療頗佳。說先吃一顆，十五分鐘再吃三顆，過十五分鐘後再吃五顆，以此類推吃到九顆，然後病人就會狂吐狂瀉，隔天，闌尾炎就不痛了，我先想到在台北可能無法用吧，而且可能還會被告呢。再想到那成分裡一定有三黃（大黃，黃芩，黃柏），可是這裡前不著村後不著店，哪裡找到醫院來做腹腔鏡手術？因此病人尋求偏方的態度是無可厚非，但是在醫療進展快速且發達的都市，是否應用偏方來治療癌症，是亟待商榷的。

「醫師，醫師，這冬蟲夏草到底能不吃呀？」病人焦急地問著。回過神來的我告訴她說：「原則上不要吃。」

「可是很多病人都介紹很多保健食品，也說這個不錯，可以試試看。」當碰到很喜歡問問題的病人（有「很盧」一說），我通常會下定決心跟她講解清楚，不管需要花多少時間。畢竟一知半解的，反而會讓病人更徬徨，只好將就聽信朋友或家人。

「所有目前判定這種藥物對治療癌症病人的依據，就是經過臨床試驗的藥品，例如紫杉醇、小紅莓、賀癌平……等，因為那是經過全世界多個研究中心，上萬個病人經過長期追蹤所得到的結果，所以衛生署也通過這些的藥證，表示它們具有療效。」若沒有經過臨床試驗通過上市的，都不算有科學證實的療效，我還暗自得意地想說「這樣夠清楚了吧！」

「那這些東西為什麼會上市？不是政府通過的嗎？」女病人質疑地問。

哦！真的沒想到來這招。好！「因為政府通過這些東西是促進或維護健康的保健食品，因為沒有執行過臨床試驗，所以不能通過『療效』的檢驗，亦即是有治療癌症效果的證明。所以妳看這些有標示說明都是維護健康而不是有療效的食品。」我覺得自己還蠻有耐心的說。

「可是我朋友說她吃了這個，癌症都縮小了，怎麼解釋？」看著她那窮追猛打地，我覺得更有義務捍衛醫療的科學性，反而拿一張白紙在上面畫著。（我開始擔心她會說我像老師，待會會拿問題考考她）

「相較於大型的人體臨床試驗其結果可信度是最高的層次，而個人或是醫生本身的經驗可信度是證據力最低的。舉例喔，一個醫生治療一百位病人，有十位覺得很好很有效，就到處宣傳；反之，另外九十位病人覺得無效就沒再回診，醫生只看到那十個回診的或是介紹來的病人，所以只能看到有效的。那些百分之九十沒有效的他也看不到。」「我不是說這個東西沒有效，而是妳的朋友覺得有效，若我的朋友也用了這個東西，沒效，那我們應該相信誰呢？」我似乎看到她略為放鬆的態度。

「還是那句話，我可以用這個來調整免疫嗎？」聰明的她來一招回馬槍，而我也不含糊耍個雙節棍。

「所謂刺激免疫的大多是多醣體，沒錯，市面上賣的說多醣體較多會刺激免疫，免疫有很多種也會因外來的刺激產生不同的反應。但是要記得哦，那是保健食品，沒有做過人體試驗說可以增加抗癌的免疫。」

更重要的，我在電腦螢幕上顯示我們自己研究結果的證據：一次、兩次多醣體的刺激，的確會促進某些特定的免疫，但是長期服用的時候，一些免疫反而會被抑制。更重要的是因為現在的食品萃取物含有多種成分，這些成分在短期與長期使用的交互作用，不僅會影響標示上的免疫促進作用，會不會影響標示上沒寫出來的其他生物指標，而造成人體上不可預知的反應，應是不得而知。

看著她眼睛已經開始迷濛，好像要放棄這個考題的時候，「免疫就好像你要小孩念書，你天天打他，他反而不念呢！如果你天天吃這個多醣體，你的體內會覺得它不是外來物就會降低對它的反應，這叫免疫適應情況。B型肝炎疫苗為什麼不會天天打，就是這個道理。」

「對、對、對，我的小孩打B型肝炎疫苗，只打三次，幾個月打一次，也不會天天打。」她很用心地說，好像忘了我可能會考她這回事。

其實我心裡想說：「妳要孩子念書，就像打疫苗一樣，偶爾打就好了！」

「ㄟ，醫師，那她能吃中藥嗎？可不可以用中藥來調整體質？」在旁邊沉默已久她的好朋友終於開口。

「這可是大哉問呀！」我心想應該怎麼說才比較合適。

傳統中醫藥使用在國人已經兩、三千年的歷史，中醫藥對維護華人健康的功用是毋庸置疑的。但是由於癌症在二十一世紀仍然占全世界或全國死因的第一位，中醫藥在癌症的治療與預防上，目前尚無科學化的驗證。

「一般來說，中醫藥已經在亞洲華人地區使用了上千年的歷史，因此中藥對非癌症的疾病應該說是安全的，但是對於癌症的病人，中藥的使用是否有治療或是預防的功用，在目前為止沒有很好或是很科學化的證據。」我小心地說明中醫藥的特殊性。

「最重要的，癌症病人使用補充另類療法的比例，在歐美、大陸與台灣有很大的不同。」我比著電腦螢幕上的檔案讓他們看到國內外對癌症治療的不同策略，「中醫藥的使用只占歐美補充另類療法的百分之十，占大陸補充另類療法的百分之九十。由於文化背景及地域環境的關係，台灣則在歐美與大陸之間，台灣乳癌病患約有百分之三十六會使用補充另類療法，而中醫藥的使用則占這些使用補充另類療法的百分之七十，這是我們自己的研究結果。」

「比較擔心的是，中藥的使用會不會影響目前西藥的作用。」我接著提出「例如已經在服用阿斯匹靈的人，如果繼續服用活血的中藥像丹蔘或是現在常用的銀杏萃取物（促進腦部微循環），都會讓凝血時間延長而造成出血的危險。」

「由我們過去體外細胞及最近動物實驗的研究顯示，有些活血的中藥會活化乳癌細胞的致癌基因 HER2 及女性荷爾蒙受體的表現，而影響特異性藥物的作用甚至會造成乳癌腫瘤的增生與變大。因此有使用標靶治療（賀癌平）或抗賀爾蒙治療（待莫西酚、復乳鈉、阿美達錠等）等病人，都必須避免不明的中藥，以免造成中、西藥物的交互作用而降低療效。最重要的是由於缺乏中藥與西藥交互作用的證據或研究結果，我們並不是強調中藥不能使用於乳癌病人，只是希望在擁有確切的證據顯示中藥使用並不會影響西藥的療效之前，對於乳癌病人的治療應該要更小心或是避免中、西藥的併用。」

在說完這麼一大段的時候，看著病人有點昏昏欲睡，趕快加上一句很重要的話：「如果要使用中醫藥，請務必找合格的中醫師，尤其找大的醫學中心的中醫師比較安全，因為他們可能會考量中藥與西藥的交互作用呢！」

「那我能吃菇類嗎？能吃山藥、豆漿嗎？」聽完這一大堆有點學術專業（應該覺得有點無聊）的這時候，她的語氣變得緩和且溫柔。

「雖然菇類也有多醣體，但是只要是食品，食用應該都沒問題。例如乳癌病人在婚宴上吃一下山藥排骨無可厚非。但是不要吃食品萃取的，因為那個有濃縮成分，吃久了也不好。」

我語氣平和卻堅定地說：「可能含有藥性的食品天天吃就是藥，藥天天吃就是毒」。

康師父

「早安，吃飽了沒？」一句平常的問候，對於居住在平地的人們是很常見的。

「早上好，王先生、邱醫師，怎麼樣？有沒有反應呀？」從上了青藏高原的第一天，幾乎遇見我們的理塘縣當地衛生局或是工作人員的第一句都是這樣的。那種感覺有點像在大年初一碰到人就問說「恭喜，恭喜」，意思就是你幸運在除夕夜裡逃過「年獸」的毒手，所以要恭喜一番。「有沒有反應」是指昨晚有沒有難過的高山反應？畢竟從低海拔來到海拔四千多公尺，平常身體有問題的人是不太能撐過的，可能在夜裡都需要用氧氣或是需要趕快下山才能解決這麼危險的高山反應。經常在大一點的飯店都有備用的氧氣，一袋像枕頭大小的氧氣包要一美金，只能用到三分鐘。有一次在酒店門口看到一個背著背包的年輕人拿著一包氧氣，邊走出門口邊吸氧氣，還沒走到對街那氧氣袋就消了……。

其實吸氧氣是在緊急的情況才使用的，一般而言，因為身體極度不舒服瀕臨缺氧的併發症，例如肺水腫等，氧氣的補充能馬上改善症狀，但是建議必須在短時間趕快撤到低海拔的地方，才能真正解決缺氧問題。若要上高原幾天，不靠氧氣漸漸地適應高原氣候身體才能慢慢進入缺氧的適應，一般需要四天到六天才能有比較好的適應，也不需要馬上撤到低海拔。前幾日以藥物改善症狀，例如頭痛藥、安眠藥及diamox（降眼壓，但必須提早使用）等，加上入境隨俗和藏族一樣喝酥油茶一方面提供水分一方面提供油質滋潤嘴唇，有補充水分、能量及阻止蒸發的功用，可能是比較能改善高山反應的症狀的方法。當地有紅景天能改善高山反應一說，但是因缺乏科學證據及經驗過的人也不多，其效用值得商榷。

「有反應？來、來、來，把酒乾了就沒事了！」第一年剛上到「世界高城」理塘縣城，晚上頂著重重的頭痛與縣政府和衛生局的工作人員吃飯，剛寒喧過就聽到一句很熟悉的話。因為在台北聚餐的時候，也會碰到有的人一進來就表明「這幾天感冒，不能喝酒」，經常就會從人群中冒出「那剛好，喝了酒就能消毒治療感冒」，好像世界各地酒真的是很好的漱口水呢！

「這位是康師父，縣衛生局的。」經李局長介紹後，才知道剛剛那大聲嚷嚷的就是康師父了。望著眼前配著一副黑色粗框的眼鏡、眼睛因為在深度鏡片的後面顯得很細很小，黝黑的皮膚、凌亂的頭髮、配上紅紅的酒糟鼻，滿臉堆著笑容，外表真的很不起眼。

「康師父？」無法思考的我只想到：「該不是台灣那個康師父泡麵吧？」看著他嘻皮笑臉地斟滿一小杯的白酒在我面前，大概是也經歷過很多喝酒的場合，我下意識地看了他的杯子有多滿，免得自己吃虧了。一看他那邊是一滿杯的啤酒，心裡琢磨著：「喝啤酒不會脹肚子嗎？等下就見真章囉。」

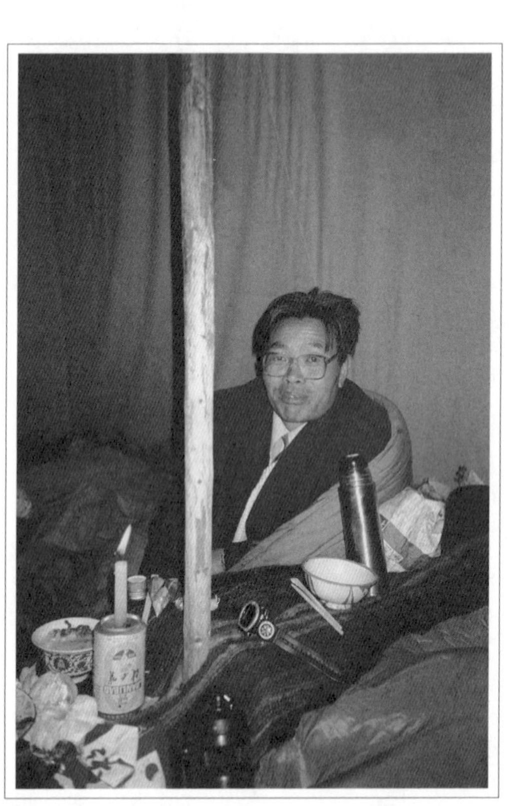

康師父

由於當時是第一次有台灣人到青藏高原的理塘縣做醫療計畫，當局也非常重視，甚至由上而下地安排很多官員來會面，當然那時候還有「對台辦」是一定會出席的。整個餐會感覺上真的很官樣，氣氛有點詭異及尷尬，畢竟不像同行的王先生是老鳥，自己沒跑過青藏高原總是不熟悉。唯一熟悉的是「喝白酒」，因為都是相同人種相同語言相同飲食習慣，跟在台北有點類似。說也奇怪，在這裡喝了白酒反而覺得神清氣爽不再頭痛。這個經驗歷經十幾年都得到同樣的結果，終於在這幾年才慢慢地體會其中的奧祕。一來，上高原的時候因氣候屬於高寒，以中醫理論而言，高寒的環境會造成胃寒，以西醫理論而言，缺氧會促進交感神經的興奮，如此一來，會造成例如噁心、嘔吐、腹瀉等腸胃道的不適。此時若是飲些白酒，可減緩腸胃的過度蠕動，也有暖胃的作用。二來，白酒經過吸收之後可以增加能量的攝取，對高山反應是好的。必須提醒的是因為白酒會造成血管的舒張導致身體熱能的散失，所以一定要保暖以免造成相反的效果。這也難怪以往同行的王先生都會用個懷壺（放在衣服袋子的酒壺）在台灣就裝好帶上山呢。

酒過幾巡之後，康師父一如見面時一樣，逢人便舉杯勸酒，還出乎意料地都是啤酒乾杯，而且完全看不出來他有不舒服的情況。

「康師父怎麼那麼會喝酒？看他臉紅紅的，會不會有高血壓呢？」我拉著李局長問著。

「不會的，康師父是我們衛生局中最會喝的，據說啤酒可以七、八瓶。」李局長有點獻寶地說：「他負責這個計畫的問卷調查，而且很負責唷。」

「喔，那明年開春的問卷，再麻煩您了。」為了弄好問卷的回收，我特別地敬康師父一杯白酒。

「來來來，乾杯，計畫我們一定會盡力去做，你喝白酒是好的，白酒也可以治療癌症。」

「ㄏㄚ́，白酒可以治療癌症？」我突然想起在台灣的病人，他是從金門來的，因為罹患肝癌無法開刀，只做了肝動脈血管栓塞術以控制癌症。在治療後的幾次追蹤，好像都沒有惡化的現象，甚至還有縮小的情況。

「因為你的肝功能不好，最好不要喝酒喔，以免促進肝癌的進展。」在診間我小心翼翼地說。

「哪會？我一天一瓶高粱，已經十幾年囉，肝癌好像也變小了呢。」他開心地說。

對這個答案我一直存疑，就算沒有影響癌症，一天一瓶高粱不會讓他造成脂肪肝或是酒精性肝硬化？這是個沒有解的問題，因為已經很久沒有看到他來複診了。

「來、來、來，我幫你介紹一下，這是甲洛局長，是州衛生局的，這位是魏長青，又叫魏痲子，以前在縣政府的。」理塘縣衛生局李局長一一介紹我們雙方：「這是王志宏王先生，這位是邱醫師」。我想能夠這麼親密地叫著「魏痲子」綽號的場合應該不多吧！或許這些都是很熟的朋友呢。

「歡迎你們來甘孜州，大家都是有志一同，都是為牧民好的……。」加洛局長一看就知道是很會說官話的。「可是我因為有膽結石，不能喝酒，如果要喝就找康師父囉。」乍聽之下，有點像是開始打太極拳了。因為有點不熟，也不敢有什麼勸酒的動作，畢竟他們人多，我們才兩個人呢。

「來，我敬你一杯，你是醫生，不知道有沒有吃什麼藥能夠化掉膽結石？要不然要開刀那是很可怕的事。」不敢喝酒的甲洛局長竟然拿起酒杯敬起來，反倒叫我不好意思呢。他還說：「除了藏藥以外，聽說可以多喝蘋果汁加檸檬，喝了之後，再加上橄欖油，隔幾天就能夠看到碎石在糞便裡，就可以排掉石頭，這是真的嗎？」

這個說法其實在台灣也經常聽病人提起。只不過我自己碰過一個病人，職業是美術編輯，在專業領域上絕對是屬一屬二的。有一天突然打電話來說得了膽結石，可是很怕開刀，問有沒有其他解決的方法。經過一番說明之後也做了腹部超音波，發現那膽結石有點像碎渣渣地沉澱在膽囊內壁。他說想試試偏方，能否幫他追蹤石頭的大小。後來才知道所謂的偏方就是蘋果汁加檸檬吧，有一說是先喝五天蘋果汁，第六天停吃晚餐，在晚上喝瀉鹽，兩個鐘頭後再喝橄欖油加檸檬汁，睡覺的時候右側臥，隔天起床後喝下一大杯冷開水，據說就會排出綠色的膽沙。他也如法泡製試了幾次，問題是幾個月後，超音波的追蹤顯示碎渣渣的東西匯聚成大顆的膽結石留在膽囊裡面。很顯然地，這種偏方雖然可能會促進膽汁的排泄，但很明顯的是無法排掉膽結石，若因此延誤治療導致急性膽囊炎或膽管結石合併敗血症而喪命，那將是得不償失的後果呢。

「對，我們藏醫在治療膽結石的話，原則上也是以飲食控制，加上藏藥吃三個月後，能夠讓石頭不會掉下來，就不會痛了……。」藏醫院的桑多院長（也就是後來參與馬背上醫生訓練的桑多老師）也加上一句。雖然是簡單的幾句話，但是聽在受過西醫訓練的耳朵裡，總覺得有些不實。隨著來到藏區的時間越長也嘗試著了解藏醫治病的中心思想與原則，才知道由於地理環境和醫療環境（醫護人員的訓練等）不允許，許多在平地上的現代醫療，例如腹腔鏡摘除膽囊等，在偏遠的藏區幾乎是不可能做到的。因此罹患膽結石的牧民，經服用藏藥後可以讓細小的膽結石結晶，結成大塊的膽結石留在膽囊裡而不會掉到膽管裡造成阻塞，引致黃疸或敗血症的可能併發症。所以藏藥治療膽結石是治標的，但是起碼不會造成致命的併發症，等個幾年後，膽結石變大了之後，才轉診到縣立醫院接受現代的西方醫學治療。由此可見，每個民族因地理環境與醫療設備的不同而衍生出來的治療原則，不一定是與西方現代醫學類似，但一定與當地的生活習慣和文化背景有高度的相關。一味地以西方醫學強加於當地的醫療制度，不僅不尊重當地的傳統，也有悖於人文關懷的本意吧。但是反過來說，若是在醫學發達的地區，仍是盲目地相信治標的民俗療法恐怕也達不到治本的效果呢。如何在傳統與現代、治標與治本之間做個合適的選擇，恐怕不是「科學」兩字能夠含括的吧。

「康師父是我們這裡最會辦事的，你們交給他就沒問題了。」甲洛局長聽完了膽結石的治療，趕快要康師父再敬一輪酒，還說：「康師父的胃子是可以裝得下一整鍋的唷。」一望著那「鍋比盆大」的鍋子，裡面裝滿了犛牛肉、羊肉、丸子等火鍋料，我開始在擔心他的胃是否多容得下幾瓶啤酒？

「局長，您怎麼吃那麼少呢？膽結石只要不吃太油就好了。」看著甲洛局長都沒動筷子，心中很是納悶。

「康師父的胃子好，不用擔心，我的胃子不好……。」還沒等甲洛說完，康師父就大聲地說：「位子不好，就起來換個位子就好啦。」

正當大夥覺得納悶這跟「位子」有什麼關係的時候，甲洛急忙地說：「你又開玩笑了，王先生和邱醫師聽不懂的啦。」接著又說：「對呀，一方面是怕吃太多結石犯起來會痛得受不了，一方面我聽朋友說他有癌症，用斷食療法可以幫助癌症的治療，因為他們說如果有癌症細胞，吃的多的話也會讓癌症長得更好更快呢。」甲洛有點岔開話題，避免又要被勸酒進食了。經過桑多老師的解釋，才知道當地把胃腸的「胃」說成「胃子」，與座位的「位子」同音，有點腦筋急轉彎的意思囉。

大概是白酒下肚暖了胃，高山反應也覺得好多了，就有心情解釋一番。

斷食療法，顧名思義就是杜絕飲食之意。早期只是源於有些宗教之齋戒儀式，近二十年來，由於對西方醫學無法解決例如糖尿病、高血壓等慢性病或癌症的無力感，進而尋求不同醫療系統的心態才崛起於世界各地。隨著文化習俗的不同，斷食的程度也有些不同，有些是長時間禁食，有些則是短期或是間斷性的禁食，但是不論哪一種方式，都無法完全禁絕水分的補充，畢竟人體仍需要水分的滋潤的。若翻遍網路資訊會發現對於斷食的描述可說是五花八門，例如可以增加體內的抵抗力，排出長期囤積於體內的宿便、病毒，淨化人體的血液等等。但是畢竟資訊還是未經證實的資料無法盡信。一般而言可分每日斷食（斷食一餐），一日斷食（斷食一天），短期斷食（斷食一至三天），中期斷食（斷食四至十天），長期斷食（斷食十天以上），間續斷食（一日或兩日斷食）。以經過驗證的科學知識來說，間斷性的禁食，可增加胰島素的敏感性，改善體內葡萄糖耐受性及膽固醇和脂質的代謝，當然也能夠改善體脂肪的比例達到減重的目的。所以說，前人的「過午不食」和宗教儀式的「齋戒」是有其可信的經驗成分的。值得一提的是經常性（大於三日或五日）或長時間的禁食，不僅無法達到減少體重的目標，反而造成酮酸症等嚴重的副作用，得不償失。除此之外，減少卡路里的飲食其對身體的影響與斷食有截然不同的作用，不能等同視之。但不管哪一種方式的斷食療法，其最主要的理由，都是避免過度營養或是暴飲暴食所引起的新陳代謝失調。

「可是我聽人說，得癌症的病人用斷食療法可以餓死癌症細胞，因為吃得太補或是太好，癌症細胞也吃得多養得好呢！」在一旁因為沒有人敬酒而覺得無聊的康師父突然冒了這句話。

「不會啦，這個與癌症沒有關係的。」我接著說：「雖然間斷式斷食療法對現代文明病例如糖尿病或新陳代謝徵候群有改善的作用，對於癌症基本上是沒有用的。一般而言，人體的細胞是會受到生理或生長的調控的，所以不會隨便得癌症。而癌症細胞就是失去正常生長調控的細胞，因此就算你都不吃東西，癌症細胞為了它自己的利益，會將人體的所有能量與資源都吸收在快速生長與擴散轉移上。所以說用斷食療法來治療癌症，其結果癌症細胞沒死掉倒是自己的身體會耗竭而死。」

「來，來，來，所以就不能不吃東西囉，快乾了這杯吧！」康師父果然是衛生局的康樂股長，遊走宴席之中而氣定神閒，觥籌交錯之間而面不改色。也不知過了多久，在白酒與高山反應的作用下，只記得蘇軾的那句：「客喜而笑，洗盞更酌。肴核既盡，杯盤狼藉。相與枕藉乎舟中，不知東方之既白。」

這些年只要有康師父在的時候，不僅工作很順利心情也很愉快。有一年他載我們下山，過了剛下過雪的折多山後，途經二郎山附近看到「蜂王乳」三個斗大的標示牌在路邊，身旁的小鈴鐺突然問：「我奶奶可以吃蜂王乳或是蜂膠嗎？」

「對乳癌病人來說，蜂王乳是不能吃的，就算是正常的女性，經常吃蜂王乳會造成乳房腫脹，有時候還會因乳管分泌物過多合併細菌感染的情況。更何況若有未檢測出的惡性腫瘤也會因此而加速乳癌細胞的增長。」因為在臨床上遇過很多類似的問題，我特別提醒她：「至於蜂膠雖然有科學證據顯示有抗氧化的作用，甚至在基礎研究上也有抑制癌症的可能性，但是臨床上的效應並無強而有力的證據來支持。反而有些發炎的例子證明不適當地使用蜂膠是有反效果的。若是在發炎前使用，蜂膠可抑制發炎，但若發炎後才使用則會加重病情的。」一般而言，過多的自由基會造成人體的傷害，而抗氧化物質（Q10，β－胡蘿蔔素，維他命E，蜂膠等）可以清除體內自由基而達到保護身體免於過多自由基的傷害。但是人體所產生的自由基在微量的時候，反而是一種保護或是促進生理反應的重要機轉。尤其對於局部放射線治療乳癌的病人，放射線誘導出的自由基是殺死癌細胞的主要物質，因此服用抗氧化物質不僅保護正常細胞也保護了癌症細胞免受自由基的傷害。因此若在接受放射線治療期間，應避免服用抗氧化物物質（濃縮物），但是如果服用類似的食品，因所含劑量很少影響不大，但建議不要天天服用。最重要的是要將所服用的保健食品或藥物告訴主治醫師，共同面對並克服治療現代疾病或癌症的種種困難與問題。

十幾年後，甲洛局長接受了腹腔鏡膽囊切除，康師父竟出乎我意料地平安退休了，從理塘縣城搬到海拔低一點的瀘定。有一次在從康定出來要經二郎山趕回成都，途經瀘定要去吃「蹄花湯早餐」之前，竟然巧遇了康師父，在車內看著他還是一副黑色粗框的眼鏡、凌亂的頭髮、配上紅紅的酒糟鼻，滿臉堆著笑容，外表雖然很不起眼，可是我卻記得他因為馬背上醫生的醫療計畫，在一年的初春，在訪視鄉村醫生的途中遇上暴風雪而被困在「小北京」吉普車上幾天幾夜差點凍死的一幕……。

第三章　祕境藏紅

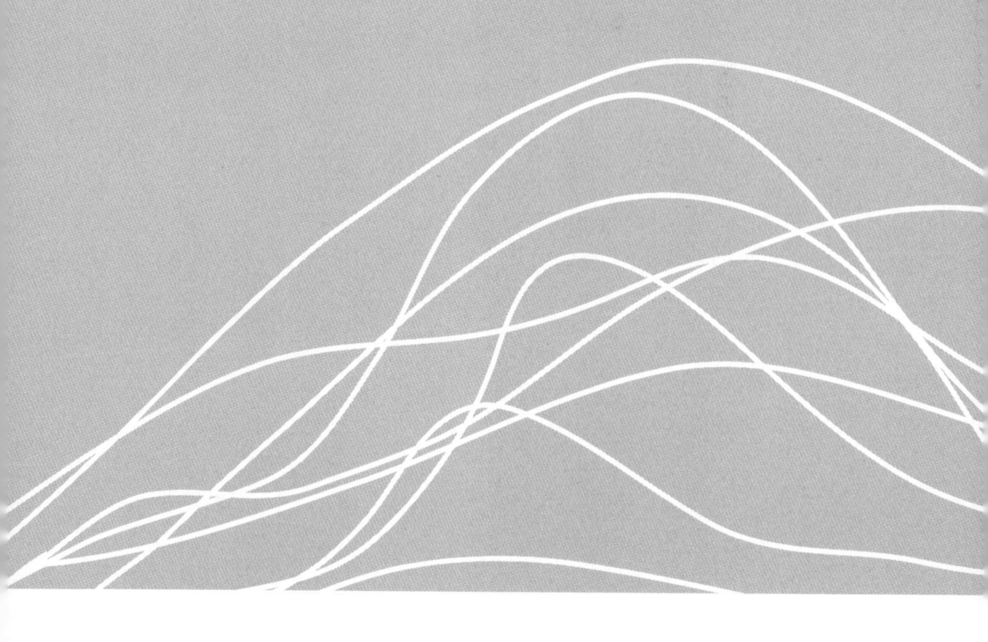

藍天白雲
冰雹彩虹
犛牛草壩
康巴阿里
⋯⋯⋯⋯
西藏呀
在你合掌頂禮膜拜的時候
是否依然惦記著身處香格里拉的榮耀
與千百年來無端底衝突
在你鮮豔詭譎的圖騰背後
是否依稀還有著
孕育斯土斯民的溫柔與慈悲

珍珠七十，珍珠一百？

「什麼？你要去西藏？去多久？可不可以幫我買珍珠七十？」

當知道我每年都去藏區做基層醫療計畫時，大部分的人都會問青藏高原的「冬蟲夏草」是什麼，倒是有些人偶爾會問著這個問題。

「珍珠七十？珍珠七十是什麼？會不會有珍珠一百？」被問到這些問題時，一開始我心中總有更多的問題出現在腦海裡。

一直到有一年在拉薩才從藏醫院的院長口中知道，原來「珍珠七十」是當地很有名的藏藥，其主要成分包括了青藏高原特有動植物及礦物，例如天然珍珠、九眼石、西紅花、瑪瑙、珊瑚、檀香、降香、丁香、余甘子、草莓、高山黨蔘、甘草、牛黃、羚羊角、麝香等七十味。

說到藏醫，可說是西藏文化中令人非常好奇的一部分。藏醫具有完整的理論基礎及長期的實踐經驗，其來源包含藏族本地醫療經驗，中醫（漢族醫學），及印度的佛陀醫學。藏族根據當地的自然、人文條件，創造了自成體系的醫療系統，其代表人物是醫聖「宇妥．元丹貢布」。由於地理環境高寒惡劣，藏醫的治療原則首先以飲食、起居的改善與衛教為主，其次以藏藥內治法為輔，最後加以放血療法、拔火罐、熱灸、按摩擦身、薰蒸療法、藥水浴等外治之法。根據藥物作用來分類，藏藥可分清熱藥、消腫藥、退黃疸藥、解毒藥、治黃水藥、催吐藥、下泄藥、驅蟲藥、止瀉藥等十多種。若根據來源來分，藏藥可分為貴重藥、石類藥、土類藥、黏液類藥、動物類藥、灌木類藥等八種。據傳說和文字記載，藏族所得的第一種病是消化不良，第一種藥是開水。目前仍然被使用的藥方有十八大象（十八味藥，治痙攣）、十六待命（十六味藥，用於神經系統及憂鬱症）、雜支礦石合劑（十味藥，治梅毒）、三合甘露（三味藥，治嘔吐、骨折、結核病和白帶）、諾布敦瀉（七寶瀉）（共七味藥，治療高血壓、發熱、寒症及流感）、十種金色（十味藥，治白喉、高血壓）、十三種金色（十三味藥，治療高血壓、黃疸、腫瘤、消化不良、胃病及發熱病）。珍珠七十也是最近有名的方劑之一。

「本味藥最早源自八世紀《四部醫典》中的方劑二十五味珍珠丸，是藏醫最具代表性的名貴成藥之一。經歷各代藏醫不斷改進和完善，最後由藏醫南方學派代表人物「蘇喀巴．年尼多傑」於十五世紀中葉研製成了現用的方劑，目前已收入《中國藥典》。」院長還比著牆上的唐卡說：「這味藥專治黑白脈病。」

「黑白脈？什麼叫做黑白脈？」大概是學醫的關係，我就很有興趣地問他。

「喔，黑脈病就是心血管疾病，而白脈病就是神經性疾病。」院長在唐卡中的骷髏上比著神經的走向，還說：「珍珠七十有安神、鎮靜、通經活絡、調和氣血、醒腦開竅。尤其對中風、癱瘓、半身不遂、癲癇、腦溢血、腦震盪、心臟病、高血壓及神經性障礙有奇效喔。」

「可是這麼多味藥，尤其還有很多礦物成分，會不會有重金屬的汙染呢？」我依著學理問院長，沒有想很多。

「嗯嗯，我們用這方已經很久了，也沒聽說有什麼問題呢？」院長回答地有點猶豫。

十五年後……。

自從基層醫療計畫在甘孜州內執行，除了培訓複訓鄉村醫生外，對於藏藥的製造與發放，我們也特別地費心。雖然有一年的藏藥檢驗中，發現了重金屬的汙染，但是在隔年回到藏區仔細訪視過製造給鄉村醫生藏藥的藏醫院後，收集了很多不同製造過程樣本，拿回台灣重新檢驗。一開始擔心是當地藏藥的重金屬汙染的疑慮，在檢驗過後，發現藏藥本身沒有汙染，而是舊的研磨器具上的汙染，終於水落石出。慶幸地，台灣支援新買的研磨工具與製造器具都沒有問題，也證明了製造藏藥地區器具汰舊換新的重要性。

然而，隨著二〇一〇年基層醫療計畫由甘孜藏族自治州轉到玉樹藏族自治州，重新檢驗玉樹當地的部分藏藥，發現有些成藥依然有砷、鉛等重金屬的汙染，其原因值得進一步追蹤與調查，這也是「馬背上醫生」基層醫療計畫最近這幾年的重點之一。

「如果藏藥不能隨便吃，那麼酸性體質的可不可以買鹼性的食品或藥來吃呢？聽說酸性體質是罹癌的罪魁禍首，我父親是癌症病人，開過刀了，是不是可以用這種方法治療呢？」在台北對藏藥很有興趣的病人洪小姐在診間問我，手上還拿著一張字條，上面寫著：「Cesium therapy」，說是美國那邊很流行。

「酸性體質」是很多疾病的罪魁禍首，經常讓人感覺疲倦、想睡覺、步伐緩慢、動作遲緩、上下樓梯容易氣喘、皮膚無光澤或容易肥胖等症狀。造成酸性體質的原因主要還是過度攝取酸性食品，或是生活步調失常、及情緒、心理或生理上的緊張等。簡單地說，酸性體質是一種文明病，是人體大量攝入高脂肪、高蛋白、高熱量食物加上生活步調快速緊張的結果。

我聽到她這麼一說，心裡就覺得她和大多數民眾一樣，都有幾個認知的錯誤。例如：

1 酸性食品不是本身是「酸」的才叫酸性食品，例如檸檬、醋很酸，但是它們不屬於酸性食品。

2 酸性食品是在吃進身體後，在代謝過程中比較需要體內的鹼性物質來中和，所以稱酸性食品。

3 健康人的血液是弱鹼性的，酸鹼度約是 pH7.35 至 7.45 左右。這種血液中的酸鹼度是恆定的，也就是不會因為吃了酸性食品血液就會變酸；反過來說，吃了酸性食品不會因為吃了偏鹼性的藥就會中和體內酸鹼度而變得健康。

至於常見食物的酸鹼性，乃是指飲食後經過身體代謝後，所產生的偏酸或偏鹼的情況，但是還要提的就是此時的血液中的酸鹼度還是維持在pH7.35至7.45的正常值附近。

常見食物的酸鹼性：

◎強酸性：蛋黃、乳酪、白糖、西點、柿子、烏魚子、柴魚等。

◎中酸性：火腿、雞肉、鮪魚、豬肉、鰻魚、牛肉、麵包、小麥、奶油、馬肉等。

◎弱酸性：白米、花生、啤酒、油炸豆腐、海苔、文蛤（蜆）、章魚、泥鰍等。

◎弱鹼性：紅豆、蘿蔔、蘋果、甘藍菜、洋蔥、豆腐等。

◎中鹼性：蘿蔔乾、大豆、胡蘿蔔、番茄、香蕉、橘子、番瓜、草莓、蛋白、梅乾、檸檬、菠菜等。

◎強鹼性：葡萄、茶葉、葡萄酒、海帶、天然綠藻類。

簡言之，甜點、蛋糕和肉類大多是酸性食物；反之，蔬果類多為鹼性食物。因此當事業鼎盛必須經常應酬的男性，或是經常喝下午茶的女性，可能都是酸性體質的高危險群呢。

「父親以前很喜歡吃肉不吃蔬菜，現在得癌症正在治療中，是不是可以吃這種含銫元素的保健食品來改變他的酸性體質？」洪小姐將手中的字條遞給我。

我一邊看著字條上面的「Cesium」，一邊想起以前在上整合醫學的課時，有醫學生報告說，前些年在國外市面上有出現含「銫」元素（Cesium）的保健食品，說是有預防癌症（Cesium cancer therapy）的說法，後來證實沒有科學根據，相反地，有名的醫學雜誌（註）還有因為銫治療造成電解質不平衡導致心律不整的報告。

「這些都沒有實證根據的說法，國外幾年前就……。」我把剛剛在腦部回想一次的報告跟洪小姐解說了一次，還說：「其實正常健康的體質需要靠適度的運動和良好的飲食習慣，例如透過平衡的飲食，包括蛋白質、脂肪、澱粉、蔬菜及水果的均衡攝取，不必要靠外來的鹼性飲料或食品，就能調整體內酸性環境了」。

「那癌症病人這種食品不能吃，一般的多醣體食品也不能常吃，中藥的使用也要特別地小心，好像聽起來『這個不能粗（吃），那個也不能粗（吃）』，到底他們能吃什麼呢？」洪小姐有點被我說得霧煞煞地，完全不知道該怎麼吃，語氣倒是有點急躁。

「來來來，看這裡，這是美國及日本建議的癌症飲食清單。」我指著電腦螢幕上的表格，上面寫著：

美國癌症協會建議十大食物包括——

◎蕃茄
◎杏仁
◎花椰菜
◎纖維素
◎藍莓
◎地瓜
◎綠茶
◎薑
◎芝麻
◎胡蘿蔔

日本國立癌症預防研究所報告癌症病人建議的食物——

1熟甘藷
2生甘藷
3蘆笋
4花椰菜

5卷心菜
6花菜
7芹菜
8茄子皮
9甜椒
10胡蘿蔔
11金針菜
12薺菜
13雪裡紅
14蕃茄
15大蔥
16大蒜
17黃瓜
18白菜

「喔、喔，就是這個囉，借我抄一下。」洪小姐的語氣緩和了許多，也面露出難得一見的笑容，好像知道要怎樣幫他家人做飲食控制了。

在一次演講青藏高原「馬背上醫生」基層醫療計畫的時候，「對了，如果你去西藏，會不會買珍珠一百？聽說一百就是有一百味藥，比珍珠七十還好用。」台下的聽眾舉手發問。

這些年來，只要有到藏醫院的地方，我都會特別地詢問或查看是否有珍珠一百。一直到現在，只有珍珠七十的使用，完全看不到珍珠一百的蹤影或說法。

「道聽塗說，人云亦云」的情況，在癌症病人的周遭非常盛行，卻也是必須好好面對才是正確的態度，一味地使用各種保健食品或是不分情由地反對使用，對癌症病人、家屬以及醫生之間的互信是不利的。只有在實證的科學基礎下，尋找對病人有較高療效（effectiveness）而沒有傷害（risk）的飲食原則，才是達到病人與醫護人員雙贏的策略。

註：參考資料　Pinter A, Dorian P, Newman D. Cesium-induced torsades de pointes. N Engl J Med. 2002 Jan 31;346（5）:383-4.

父與子

青藏高原的夏日，風是清新的，新鮮地有點像假日午後，在些許陽光灑在攤開書頁，細細品嚐的茶味，潤潤的，有點回甘。

「這是平躺病人的肚子，右上腹部痛的話，有哪些疾病……。」右手拿著比煙蒂還短的粉筆，在水泥砌成用黑色顏料塗上的「黑板」，感覺上像是小學時期被老師叫上去寫字的情況，畫著人體的形狀，我回過頭去看著底下有老有少的藏族牧民老鄉，最小的可能才十幾歲，最大的鬍子都白了，他們都很專心地聽我講解肚子痛的診斷。那是「馬背上醫生」基層醫療計畫執行了近十五年當時上課的狀況。

據藏族「桑多」老師說我上的內容很實用也很容易懂，培訓的學生都說「讚」。雖然懷疑是不是過獎了，還擔心實際上他們都聽不懂呢。一直到幾年前才從台北朋友那裡聽到說有位病人看過你的診後，在部落格上寫了一些東西，意思是說我講解病情的時候很像老師在上課，有點……，我想是「老學究」吧。回家趕快打開電腦看了一下，大約內容是她因為想檢查身體而忐忑地進入診間，聽我解說病情的時候，用條列式的方法，一是……，二是……，三是……什麼什麼來的。她說忽然之間她很擔心我會突然停止，然後問她：「我剛剛講了哪些事情？」來考她。她說她只記得前兩項，很擔心。後來呢？她很久都沒來追蹤了。印象中她好像是雙子座的。

眼光從底下的培訓醫生往上看到位子最後一排旁，站著一個高頭大馬，頭用犛骨紮著由右後向左前的紅巾，對我揮著手。他是「簡安達哇」，第一屆基層醫療計畫訓練出來的馬背上醫生，剛來的時候，學習非常認真也獲得很好的成績。當他結業後回到當地當村醫，只要有複訓的時候一定會參加，更主動提出到康定縣立醫院臨床培訓。由於並非正規醫師制度訓練出來，只

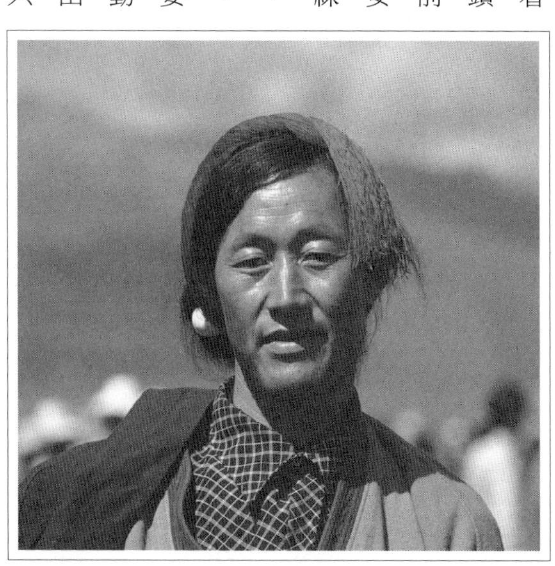

簡安達哇

能自費參加旁聽的課程，囿於外地生活所需費用很高，一袋「青稞粉」弄成的「糌粑」就是他完成旁聽課程的主食。隔幾年就聽到他已經高升，最近的一次是他已經當鄉醫院的院長了。

對他印象最深的是有一年到牧區看病人，晚上在帳篷裡，我們因基層醫療計畫經費短絀的壓力下向達哇問起：「如果明年我們因計畫結束而無法繼續培訓鄉村醫生，你們如何打算？」他回答：「我們很了解你們的苦處也很謝謝你們對本地困苦牧民的幫助。如果真的無法得到援助，我們還是會繼續貸款學習，來幫助窮苦的老鄉，因為他們是我們的朋友、同胞……。」

所以在課堂上看到他的時候，以為他是因為知道我們遠從台灣來做計畫，所以來打聲招呼的。等到下了課之後，他因有事而先走了。正在納悶的當兒，衛生局的人突然靠近來說：「達哇的孩子也在這個班上，以後也是鄉村醫生……。」

其實類似達哇的「父子檔」鄉村醫生，在十幾年的青藏高原基層醫療計畫中也出現了幾對。在毛啞壩上的「尼瑪」和他的母親，「仁青」和他父親「加哇」就是這樣子的。尼瑪的母親和仁青的父親都是老藏醫，受過傳統藏醫的訓練，由於醫術精明熟練，不僅當地的老鄉都是他們的病人，連隔壁縣的牧民都會慕名而來求診。

當計畫執行一段時間之後，他們發現牧民的醫療環境改善許多，他們都期許小孩能夠接受類似的培訓而成為馬背上的醫生，仁青的父親更是如此。

四郎仁青就是那個和小鈴鐺一起長大的「仁青哥哥」！有著大大的眼睛，黝黑的皮膚，胸前掛了紅線串著的瑪瑙和白色狼牙墜飾，在百花爭艷的草壩上，極具典型藏族男孩的陽剛的氣息，個性溫柔卻很倔強。據藏族老師桑多說他小時候很喜歡聽達賴六世還有格薩爾王的故事，很照顧小鈴鐺，經常撿拾野花給她（註），也常常為受委曲的小鈴鐺打抱不平。

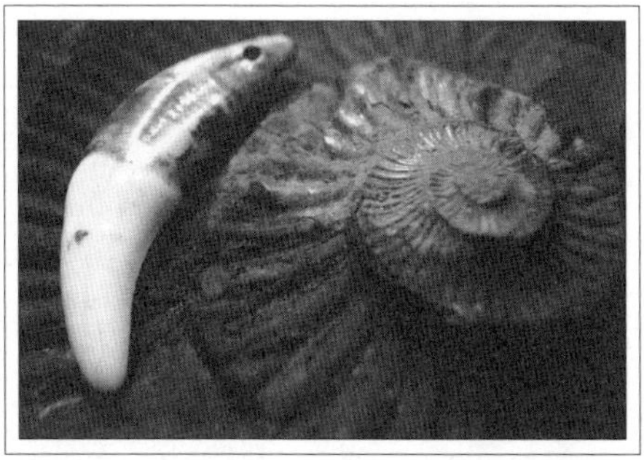

仁青的狼牙墜飾

夏季的青藏高原，可說是集四季之變換，晴雨之錯落。在超高紫外線的陽光曝曬下，接著落下大小不一的冰雹，隨後迎著背光面就有一道美麗的彩虹，青藏高原被稱為「彩虹的故鄉」不是沒有原因的。雨後的草壩上，開滿了爭奇鬥艷的花朵，低頭吃草的犛牛為綠色的高原地毯，勾織成點點高貴的黑。回想十幾年前稱藏族牧民為「彩虹下的牧民」一點也不為過。

不知曾幾何時，夏日的毛啞壩上出現了鐵絲架構的圍籬，各家之間也以早來晚到圈地放牧犛牛之瑣事而時有爭執，輕則口角了事，重則動刀動槍的以武力解決。由於康巴帶著藏刀是有其生活上及文化上的意義。藏族以藏刀削風乾犛牛肉等堅韌食物作為工具是一千多年來的習俗，但是也讓藏刀成為動武傷害別人的武器。有鑑於最近越演越烈的「草場紛爭」，當地政府也將藏刀槍枝列入嚴格管制，以避免造成無謂的犧牲。

「讓你不要跟多杰起衝突，怎麼都不聽？」「就好好地接受培訓，我還可以教你藏醫。」加哇很嚴肅地對仁青說。

「我也沒跟他衝突，是他先……。我也聽你的話去參加鄉村醫生的培訓，你還要我怎麼樣。」話說完仁青就往帳外走去。

加哇落寞的跟阿佳（妻子）說：「其實我也是為他好！他為什麼總是不了解？」

當晚仁青的母親問遍了草壩上附近的帳篷，就是找不到仁青。

幾年後的一個夏天，我們到毛埡壩訪視鄉村醫生「尼瑪」，見他手上拿著「雪珠子」（旱獺）脂肪煉成的油，幫一位牧民老鄉塗在左腿上，他是因為用火鉗不慎燙傷，傷口上還起了個大水泡。

說著說著，尼瑪隨口加上：「去年仁青也是用這個幫他父親治療火傷的」，又說「這是我媽媽教我用的」。尼瑪的母親也是藏醫，當尼瑪成為鄉村醫生之後，更用心地將自己所學教給尼瑪。

仲夏夜，毛埡壩的晚風，很涼，帳篷裡的爐火，很旺。尼瑪剛從火裡拿出來的藏式器械，前頭彎彎燒紅的L型，金色的火苗隨著滾滾白煙向上竄升的當下，時空彷彿回到我第一次拿起手術器械幫父親開刀的時候，父親躺在床上，我的手是緊張的，心卻是暖暖的……。

「今天下午你可不可以回來幫我開刀？」是父親遠從澳底的來電，父親從我是「醫師的卵」（考上醫學院的時候），就無時無刻找機會告訴我如何診斷、如何治療，更加強如何開刀的小祕訣，我也從中學到很多很有用的觀念和技巧。

自小父親就喜歡釣魚，一直到長大之後，還經常拿在澳底辦的漁民證到處炫耀說他是醫生也是漁民，還必須到澳底投票呢。以往，父親都會在週五或週六晚上出海釣魚，而且是到離海岸線有一段距離的礁石上，每一次必須從搖擺的小船上在大浪驚濤拍岸稍緩之際，一躍而跳到礁岩上；回來的時候，也必須很小心地跳回船上才能平安回家。自己小時候上課時「天這麼黑，風這麼大，爸爸捕魚去，為什麼還不回家……。」的回憶，經常在週末的時候特別地鮮明。

那天是週日，父親在下午回到家，一進門就說因為剛剛從礁石跳回船上時，「啪」的一聲加上右小腿肚有劇痛的感覺，他當下知道是肌腱斷了。跟我討論之後，決定由我幫他開刀，我還在猶豫是否要到急診室請專家處理，他竟然說：「我就是專家，我教你開。」因為是用局部麻醉開刀，他還會不時問我開到哪裡了，是不是跟他診斷的情形一樣，還問「需不需要我幫忙？」當時我看到肌腱斷裂的情形，真佩服他還可以自己開車回家呢！

大概是開刀的效果還不錯，半年後父親請我幫他開疝氣。自從上次開刀之後，他提到不少次說：「以前身體還很硬朗，哪知道一跳就斷了，應該是老了吧！身體都退化了……。」說話的語氣中帶著不少的無奈。那次開刀他還是堅持用局部麻醉，說是恢復比較快。雖說自己在醫學中心當主治醫師經驗及訓練應該沒問題，可是那天開刀的時候，我還是很緊張，希望能讓他比較不痛就好。誰知道，他開完刀當天下午就去看門診，還告訴病人說是我開的。

幾年之後，他教我的聲音越來越小，不像以前那麼宏亮，我倒開始希望他能繼續唸我、教我……像從前一樣。有一次他突然嘮叨我，而且聲音很大，我竟然因為他的聲音變宏亮了而覺得很開心呢。

高原上，帳篷的爐火快熄了，稀疏的星火緩緩地由帳篷中央的開口飄去，像似暗夜的流星消失在浩瀚無垠的蒼穹。不同時空的父與子，仁青幫他父親換藥，我幫父親開刀，都代表一個極重大的意義——那就是父親對孩子完全的信任，這種信任不是一天兩天可達成的，可能需要很長的時間甚至一輩子。父親縱使有很高的期望，對孩子也不敢給予太大的壓力，而孩子即使有很想抱著父親的衝動，卻怎麼樣也表達不出這種錯綜複雜的情緒。

父與子的感覺就像風，一個在風裡，一個在風外，不論如何追逐，都只是抓不住的風影。或許只有到這一刻，父與子之間才能走出那禁錮已久的藩籬……。

這一刻，當我右手輕輕地闔上父親的雙眼，那一刻，當加哇幽幽地望著仁青緊閉的眼睛，所有父與子看似冷漠、看似威權，卻孕含著關心、關懷、相信、摯愛與不捨……人間種種，都像《鐵達尼號》電影中「海洋之心」一樣，永遠地沉入在人間有情的心底……。

那一年，仁青走了，據說是因為「草場紛爭」，那一年，雪下得特別大。

註：藏族不主動摘花，所摘的花是拿來敬佛的。

藏香

這些年來，每次來到理塘縣的隔天早上，都會頂著高山反應來到長青春科爾寺，一方面拜訪香根活佛和曲批活佛，一方面也是看看阿克登增這位老朋友，除此之外，到廟子裡逛逛看看藏香是否能夠舒緩難過的頭痛。

說到藏香，阿克登增就很有興趣地說：「藏香在藏區各個寺廟都有，一般做法事講經的時候會點起來，幾乎成為西藏文化的一部分。」

「它裡面有什麼成分？為什麼我頭痛的時候，聞到廟子裡的藏香就覺得好一點？」以前上到理塘縣城的隔天，我都很喜歡到長青春科爾寺看一下，主要原因還是在那裡會覺得頭痛好很多。一開始總是猜想是不是走上那麼多的台階，原本已經氧氣不足的腦部應該會更缺氧，所以到了廟子裡休息一下，腦部血流多了以後就比較舒服了。可是好像又不是這樣子的。

「因為藏香裡面有很多成分，例如各種檀香、藏紅花、麝香、沉香、肉豆蔻、冰片、沒藥等幾十鍾香料為輔料，炮製成粉狀，再用水調和成香泥，通過手工和用牛角製作的工具將香泥擠出成條狀，陰乾製成的。所以你聞著會有全身舒暢腦部清明的感覺唷。」阿克登增邊指著廟子裡的新建大佛，邊告訴我藏香的奧祕。他還說根據諸佛菩薩密續經典記載，「……藏香加入心臟良藥肉豆蔻，肺之良藥竹黃，肝之良藥藏紅花，命脈良藥丁香，腎臟良藥草豆蔻，脾之良藥砂仁及麝香、紅白檀香、黑香、冰片、當歸等數十種中藥草，並且更加入珍貴天珠、金、銀、銅、珍珠、珊瑚及喜瑪拉雅山聖地之高山藥材，其中部分香更加入各種加持甘露丸，實為彌足珍貴……。」

他說了這麼多，我都沒聽清楚，就只聽到「麝香」特別吸引我的注意，那不是電視劇《後宮珍嬛傳》裡面害得很多妃嬪無法懷上龍種的一味藥嗎？

「藏香還用在超渡或是臨終的時候……。」沒等阿克登增說完，我腦海裡已經浮現藏族特有的喪葬方式……。

低吟的誦經聲
劃破清晨的靜寂
一行人緩緩而行
於寺廟後山的小丘
你不重　你是我兄弟
讓我送你……一程
……
桑煙升起
群鷹而下
喇嘛的藏紅
直由背脊而下
成就了
四部醫典的白脈
黃金比例的骨骼
……
半响

一晌

煙淡雲輕
鷹群遠颺
帶走了人們的皮囊
留下思念與不捨
於人間

沿著寺廟外面，遠眺可以看到對面的山頭，中間平坦像河谷的地形，幾乎涵蓋了整片理塘縣城，一條黃色蜿蜒的道路從理塘東邊的這一頭，穿過縣城中心，從西方的另一頭延伸而去，消失在遙遠的天際。倒是廟子的前面，有一座小小的山丘，上面飄著五彩旌旗，偶爾有幾隻野狗互相追逐著。

「師父，怎麼廟子外面那麼多野狗？誰會餵牠們呢？」自從一九九五年來到藏區，總覺得野狗特別多，終於開口問了阿克登增。

「寺廟的人會餵牠們的，因為他們是壞喇嘛變的。」阿克登增說明因為輪迴的觀念，壞的喇嘛在現世做了壞事，所以到了來世會變成畜牲，有六道輪迴的意思。

「那廟子後面沿著稜線有幾面經幡的半山腰上，好像有什麼東西在那裡，那是什麼地方？」由於之前在拉薩的色拉寺的後山也有類似的景觀，也注意到這個明顯的經幡特徵卻又看不清楚，觀察了好幾年之後才問出口，重要的是不管在拉薩的色拉寺，或是這裡的長青春科爾寺，幾乎在往後山的山壁上都有著鮮豔繽紛顏色的岩畫，在藍天白雲的襯托下，顯得特別的耀眼與美麗。

「喔，那是天葬台，通常在寺廟的後山上。」阿克登增回應的很簡單。

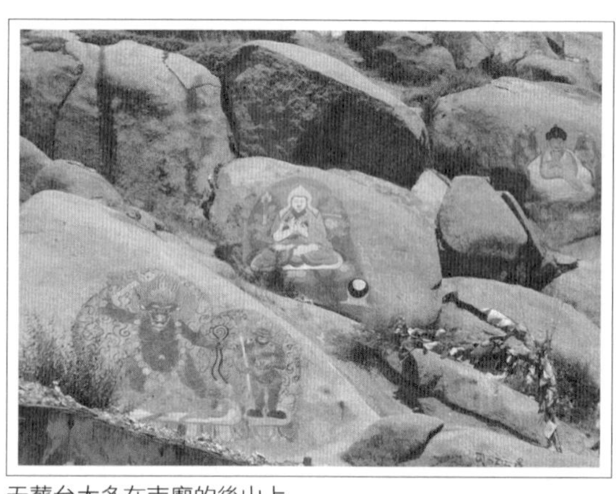
天葬台大多在寺廟的後山上

來到西藏之前，已經聽過藏區有多種喪葬方法，即天葬、水葬、火葬、土葬和塔葬。水葬乃是在藏東地區特別盛行，因靠近兩山夾一江、兩江夾一山的橫斷山脈，山稜與山谷的落差可達一、兩千公尺，橫越後藏到前藏的雅魯藏布江在藏東地區向南做了一個大轉彎，向印度奔騰而下，就成了布拉馬普特拉河。有一年要去訪視一個鄉村醫生，必須騎馬繞過幾座大山，而那路小得真的只能過一匹馬，真是所謂的「馬路」，由於騎在馬上只能讓識途老馬自行通過很窄的隘口，在接近隘口的時候，猛然低頭看到路的兩旁竟是空無一物，陡峭的碎石坡往下就是兩千公尺深的山谷了，說時遲，那時快，不知道是否懼高症作祟，竟有些暈眩想吐，趕快拉緊馬轠，讓馬兒馱著一步一步地過了隘口，心想若是在這裡一不小心失足跌落山谷，可能就得到印度或是孟加拉超渡了。反過來說，也因為湍急的水流提供水葬一個很好的環境條件，想到這裡，還為有一次在金沙江畔猛吃當地水產「和尚鯰」而感到反胃呢。

至於塔葬，則多用於有德望的活佛，以為永久保存之意。許多活佛例如黃教創始人宗喀巴，達賴或班禪都採取這種葬法，在塔身用鎏金包裹並鑲以各種珍寶，即稱為黃金靈骨塔，布達拉宮內就保存有這種靈骨塔。

當然，常聽到的就是以天葬最為特殊，其起源可能來自於印度。根據《大唐西域記》卷二的記載，鳥葬可能就是天葬的意思。宋．李昉《太平廣記》引唐．焦璐《窮神祕苑》記載：「頓遜國，……其俗，人死後鳥葬。將死，親賓歌舞送於郭外。有鳥如鵝而色紅，飛來萬萬，家人避之。鳥啄肉盡乃去，即燒骨而沉海中也。」顯然也與天葬的意義相通。由於藏區地處高寒，地質堅硬，能使用的土地非常稀少，加上藏傳佛教的教義中，認為人死後沒精神因此沒保留肉體的必要，加上釋迦牟尼傳記中所說的「捨身飼虎」精神，死者的靈魂也可以隨鷹升天，把身體布施是對眾生最後一件慷慨善事，也間接地促進天葬成為廣大藏區的一種特殊習俗。

「……

The road is long, with many of winding turns
That lead us to （who knows） where, who knows where
But I'm strong, strong enough to carry him
He ain't heavy, he's my brother」

這首哈里斯合唱團（The Hollies）的英文歌曲《他不重，他是我兄弟》歌詞，大概是最能讓人了解天葬的過程，因為在世的家人必須將往生者背到目的地，然後由天葬師完成這隆重的儀式。據說若是讓老鷹吃得一點不剩，表示往後升天輪迴的機會越大，反之，則表示這世的肉身有業障，老鷹不喜歡吃，所以往後輪迴到三善道（天道，人道，阿修羅道）的機會比較少。

「為什麼不用土葬，也就是墓葬呢？在台灣幾乎都是用墓葬或是火葬。」我一直想釐清這存在心中已久的問題。

「喔，因為在藏族，只有做善事的一般人能夠天葬，壞人或是罪犯等，都不能天葬，因為神鷹（藏族都叫老鷹為神鷹）都不會吃的，所以這些人只能土葬。」阿克登增笑著回答，手還在頭上比呀比，好像呼喚著神鷹的到來。

記得幾年前的夏天，在日漸漢化的拉薩突然發現，布達拉宮前的廣場不知曾幾何時竟然被擺了兩隻石獅子，還用紅布包起來，一左一右地擺在布達拉宮前面，有點像漢族的官宦人家要求的門面擺設。幾日後，要離開拉薩的清晨，吉普車快速地行駛在往機場的路上，在晨曦中，遠遠的山丘旁，竟然看到了兩三座半圓拱式的漢式墓碑，矗立在經幡環繞的地區，那墓碑顯目地有點突兀……。「他們究竟是好人還是壞人？」自那次離開拉薩，想到那幾座石碑，我到現在還納悶著。

「藏香還用在超渡或是臨終的時候……。」阿克登增的話語讓我回台北的時候，在整合醫學的課程中有一堂課是「芳香療法」，想起藏香是否也是芳香療法的一種呢？芳香療法在包括化學藥物治療或安寧病房的場合，都是被用來舒緩情緒或身心壓力的一種方法。

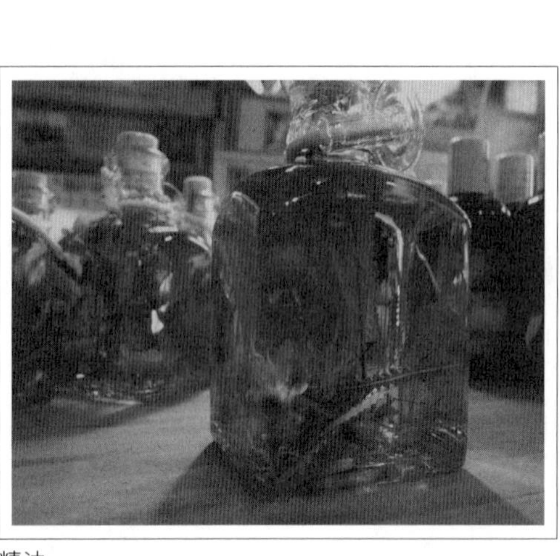

精油

芳香療法（Aromatherapy）是一種利用精油或純露經由嗅覺或皮膚吸收，讓心靈、身體各方面獲得紓壓、情緒放鬆、改善生理功能的整體療法。精油是提煉大自然的植物中的養分與芳香分子而成，它雖然濃度很高但卻不油膩。一般可分——

1 高揮發性精油：容易揮發、刺激嗅覺、有助於消化酶分泌、提神及抗菌作用。對心理層面有幫助的例如檸檬、佛手柑、苦橙、酸柑、橙葉等；對生理層面有幫助的包括藍桉、茶樹、松針、羅勒、薄荷等。

2 中揮發性精油：有紓緩情緒、刺激雌激素的分泌、利尿、血液循環等功用。對生理層面有幫助的包括鼠尾草、德國洋甘菊、杜松籽、迷迭香等；對心理有幫助的包括薰衣草、羅馬洋甘菊、天竺葵、玫瑰、茉莉等。

3 低揮發性精油：能留在體內達七天之久，能安撫鎮定情緒，促進肺、膀胱功能及利尿。對心理有幫助的包括檀香、乳香、花梨木、香蜂草。對生理有幫助的包括廣藿香、沒藥、安息香、香柏等。

根據研究顯示，精油可利用吸入方式，藉由嗅覺能影響人的認知與情緒，間接控制血壓、呼吸、心跳、心理壓力、記憶及荷爾蒙協調等系統的功能。值得一提的是精油可經由鼻腔、皮膚吸收，因此有特殊疾病的人必須避免或由芳療師小心使用。

其併發症嚴重者有流產、心跳加速、血壓升高、腎衰竭、肝功能衰竭、刺激癌細胞、遲鈍反應、嚴重失眠等症狀。其禁忌症包括——

1 高血壓：禁用刺激血壓上升和利尿的精油。

2 腎臟病患：禁用所有刺激腎功能的精油。

3 婦科癌症病患：禁用所有能刺激雌激素分泌的精油。

4 憂鬱病患：禁用低揮發性精油。

芳香療法之精油的使用，有其專業性與安全性的考量，專業的芳療師能經由深知精油的特性，良好的調配技巧，對人體解剖生理的深入了解，及適應症和禁忌症的處理，方能確保使用者的安全。

正由於芳香療法對一般人可能是無害甚至有助於緩解生理或心理壓力，但是若對生理上已經有問題的病人，例如高血壓、癌症等病人，芳香療法就像是一支雙面刃，若使用不當，則有愛之適足以害之的反效果。若對心理上有問題的病人，原本應該緩和的味道，會變成強烈的刺激，就像德國作家Patrick Süskind的暢銷名著「Das parfum」（香水）中，葛奴乙的異於常人的嗅覺，錯用「以氣味重構的世界」，對

芳香療法而言，是「迷人的致命一擊」。（註）

註：德國作家 Patrick Süskind 所寫的「Das Parfum」，描述十八世紀香水崛起巴黎的歷史，其中變態的男子葛奴乙對「味道」非常迷戀，還特別遠赴中歐的香水之都學習香水之萃鍊，為了蒐集年輕女子的「體香」，製造出舉世無雙的迷人香水，一連謀殺了二十六個年輕女子的故事……。

曼陀羅

隨著青藏高原「馬背上醫生」醫療計畫的延續，據說前幾年，西藏拉薩地方就有人聽說過這個計畫的執行，一直到十幾年後，因為幾位華裔印度藏醫訪台之後，將這個計畫的來龍去脈和執行成果帶回印度，「馬背上醫生」更是遠遠傳到遙遠的「西天」國度。

「澤仁先生，身為藏族和傳統藏醫，不知道您對這介紹藏區牧民生活與鄉村醫生的影片有什麼看法，可否與我們分享一下，或是有什麼建議？」二〇〇七年在我介紹青藏高原基層醫療計畫，並放完歷經三年完成的記錄片之後，請這位華裔印度藏醫說說他對這計畫的看法時，無意間看到與他同行的兩位藏醫竟然有一位悄悄地拿出手帕拭著眼角。

「……」，澤仁拿著麥克風站在講台上，「我……對不起，……」哽咽著，且不時地仰著頭，似乎緊忍著不讓盈眶的淚水，像湍急的河水奔騰而出……。約莫五分鐘後，那激動的情緒似乎稍緩些，「真的很抱歉，看到這影片雖然短短的四十五分鐘，可是感覺上似乎回到我小時候的時光，家鄉中的一景一物，就在這影片中一幕幕地重現在我腦海裡……。真的太感動了，以前我們遇到的情況就是這樣，病人生病可是卻沒有足夠的醫療與人員，牧民經常自生自滅，即便到後來略有改善，但是地區太廣了，仍然無法救治所有的病人……。」澤仁一邊說著一邊擦去剛剛忍不住奪眶而出的淚水，「我可以有這份影片嗎？我想帶回去，那邊有很多像我這樣的人，他們看到你們這樣為我們的同胞付出，一定會很感激你們的，謝謝。」

澤仁留在台灣的時光，送了我一本他編撰的書「A clear mirror of Tibetan medicinal plants」，封面是「藥師琉璃光佛」，說我也是醫生，希望能藉著它幫助更多的人。一直以來，都把佛教的文物當作藝術來看，畢竟這些文物有很豐富文化與藝術內涵。本來以為封面藥師佛只是一尊佛像的畫，有一天剛好有位懂得密宗的朋友看到這本書，竟急忙地說：「這是曼陀羅耶，是藥師琉璃光佛曼陀羅」。

之前，曾經受國立故宮博物院邀請，在「最接近天空的寶藏——聖地西藏醫學特展」演講時，了解到此幅「藥師琉璃光佛曼陀羅」是《四部醫典》八十幅唐卡掛圖組之第一幅，根據《四部醫典·總則本》第一章〈序言〉的部分內容繪製。依據經典內容描述：身為大藥王的藥師佛端坐於城中，對眾菩薩、佛弟子、諸天神、藥神、天宮的醫神、醫仙等講述醫學。大藥王的宮殿由五種珍寶建成，四門有四大天王守護，東方為持國天王，南方為增長天王，西方為廣目天王，北方則為多聞天王，在城外四方生長著各種妙藥，有產自東方的核子（植物的果實），南方熱性植物，西方良藥和北方寒性植物等。本幅畫釋尊、藥師佛、及藥王身、語、意三種化身（《四部醫典》即由這些化身講述），最左側為唐卡創稿時當政的五世達賴喇嘛。至於曼荼羅（Mandala），又稱曼陀羅或壇城，有「輪圓具足」及「聚集」之意。原本在印度教中為修行所需而建立的土台，後來也以彩繪畫圖來呈現。這些宗教相關的傳統文化，經過長時間的演化形成不同形式的曼荼羅，代表的是菩薩、諸佛、聖者蒞臨的神聖領域，也是修持能量的中心。由於牽涉到不同宗教的精深複雜儀式，其內涵博大淵深，不是作者能窺其一二的。

「咦，你這張就是沙畫，也就是以當地的不同礦物磨成不同顏色的細沙，經過好幾個月好幾個喇嘛，精心堆沙鋪陳出一幅美麗的沙畫曼陀羅。」那位密宗朋友看了我的照片，特地幫我解釋一下。還說：「沙畫曼陀羅在完成的時候，已經達到『輪圓俱足』的圓滿時刻，卻也是抹去、消失的時刻。壇城完成之後隨即抹去，不復留存，所有的悲傷與感動，『得』與『失』之間，不是以結果論，而是珍惜在那創造過程的當下。」

藥師琉璃光佛曼陀羅

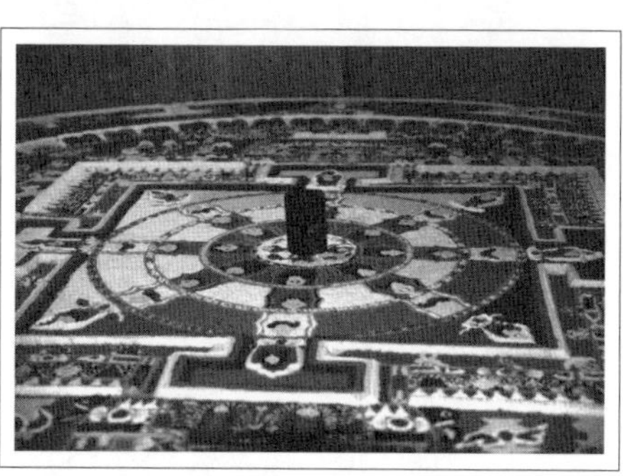

沙畫

記得剛做「馬背上醫生」基層醫療計畫時，在理塘縣長青春科爾寺的主殿強巴佛的前面，離大殿門口有段距離，有一片足以容納兩個人身高的空地，經常有藏族信徒在這裡做磕長頭的膜拜。在黑色油油的地面上，彷佛可以看到一個金屬「卍」標記，就在大佛的正下方，根據密宗的說法，如果手持著天珠站在這裡，就能夠隨著心中的「曼陀羅」與神明做意念的溝通，達到語密、身密、意密的境界。修行者根據曼陀羅的圖形以順時鐘或是逆時鐘的方向，循序漸進地進入不同方向，不同層次，甚至不同神祇（菩薩，諸佛，聖者等）的冥想，歷經一段時間後再由原點結束，如此經年累月修行之後，可達天人合一的境界。

即便曼陀羅屬於宗教儀式或修行的一部分，最近的科學研究也顯示了觀看或冥想曼陀羅具備向內觀照的魅力。心理學大師榮格（Carl Gustav Jung）經由創作曼陀羅發現曼陀羅與本質我（self）的連結，加上他個人所輔導的個案，更確定曼陀羅與內在潛能與自我個性核心的微妙呼應。由圖像中所展現的圓形、方形、多角形等幾何圖案，曼陀羅不但可以整合個人的意識與潛意識，甚至可以將曼陀羅的手法運用在藝術治療的理論與方法上。近代社會利用曼陀羅的觀念，加上彩繪與實際操作，將所學完全應用於日常生活及工作之中，可改善工作效率與舒緩壓力，尤其對煩惱身心失調的現代人而言，曼陀羅從內心深處產生撫慰自我身心靈力量的功用，更具有無可取代的價值。

「那究竟藉由曼陀羅帶領的冥想，為什麼會引起心靈的愉悅呢？」在長青春科爾寺的外面，我指著一幅類似曼陀羅的壁畫問著寺廟的總管「阿克登增」，他說：

「因為我們的心會亂想，例如未曾受佛理教化的人，遇到痛苦的感受，就好像中了第一支箭，中箭以後，他心裡就執著這一支箭，愈來愈迷惑，愈來愈恐怖，就好像中了一支箭之後，又中了第二支箭，感覺愈來愈痛苦。」，接著又說：「受過佛理教化的人，遇到痛苦的事情，可以平靜地觀察痛苦去消除它。他中了第一支箭之後，不會再中第二支箭，甚至可以拔掉第一支箭。」這個比喻因為我佛緣不深，不是很懂。但是我反舉個例子，例如一隻天鵝被獵人的弓箭射中頸部，幸運的是沒有傷及要害而死亡，只是箭無法拔出，所以牠具有與其他同類不同的外觀。如果牠在中箭之後又天天亂想說：「哎喲，我的脖子怎麼跟其他人不一樣，我已經不是美麗的天鵝了，我沒有用……。」這就是很典型的給自己第二支箭的傷害。對於第一支箭就是造成身體的「痛」，而第二支箭就是導致心理的「苦」。

我們人生在世，有多少的「苦」是自己造成的呢？台北的門診診間，在我幫她看病歷的時候，略顯疲憊的小倩撥弄著手機問著：「我還要吃多久的待莫西酚？」待莫西酚是一種拮抗女性荷爾蒙的藥，吃了會造成更年期的症狀。

「快結束了，明年就滿五年，你是第一期，可能吃五年就可以了，以後你就可以不用吃藥，只要固定來追蹤檢查囉。」我猜想這種說法可能可以讓她開心一點。

「有什麼用？我都不是女人了，以後我怎麼辦？」小倩幽幽地說，我腦海裡突然冒出日片《二分之一的友情》的莉娜，我開始擔心她是否有真希這麼好的朋友陪著她，也知道現在的她早已經歷第一支箭的「痛」了，卻還無法停止持續傷害她第二支箭的「苦」。

「你看」阿克登增指著曼陀羅的圓形外框，慢慢走到中間的方形，最後到內環的圓圈，「當你想像沿著這些線條走的時候，你的心是在這裡的，而不會亂想。」他還說：「我們的心是可以騙的，例如你很害怕，你只要用手來回撫摸心口部位，並說不要怕，不要怕，你真的會覺得不害怕了。其實我們很多時候，都可以回歸到自己當下的情況，反而會讓心情更輕鬆而不會擔心未來的不確定感。」的確，我們真的都是因為「不可知」或「未知」的情況而感到焦慮與不安，「擔

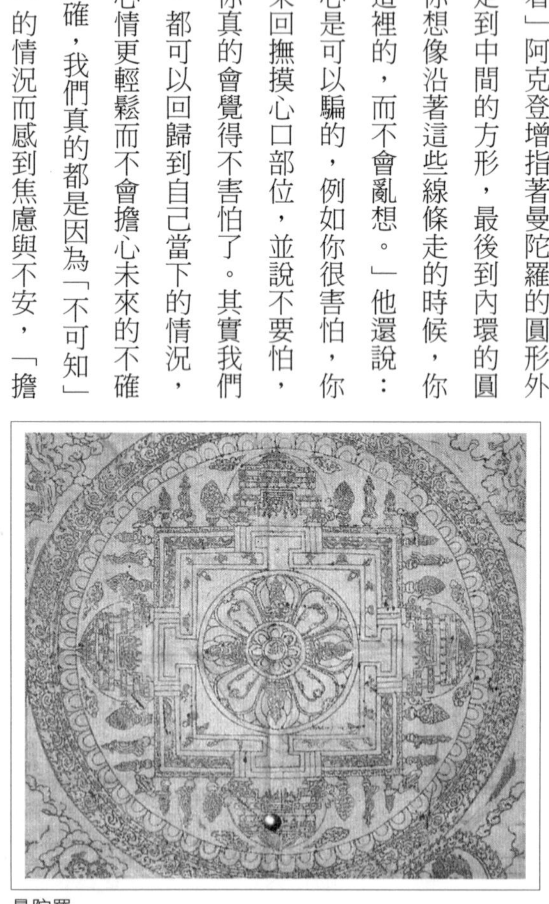

曼陀羅

心會得癌症」或「擔心癌症的復發」不就是最好的例子嗎？

「對耶，有時候也沒什麼事，就是覺得悶悶的，不知道什麼原因，就是心不開，總覺得有什麼事要發生。」在阿克登增說完話的同時，同行的友人突然插上一句。

「那你有沒有仔細去想是哪一件事情影響了你？可能要盡量找出來看可否解決，若不解決，心情總會不定的。」我試著想解決他的問題。

「什麼意思？不懂。」

「若以學生來說，下週要考試或是要專題報告，雖然時間還沒到，這禮拜就會心神不寧，對吧？」

「嗯，對呀！」

「這種還沒到的未來事件，往往會在現在的時候造成某些程度的心理壓力，雖然自己沒有察覺到，但是會讓心情有點低落的。」

「可是就是不知道有沒有那些事情呀？」

「如果知道是哪件事情，那就更沒問題了，問題是大多的人有很多過去不快的經歷或是未來不確定的事件，全部加諸在現在的時空裡，讓人的腦子造成錯綜複雜的情緒，導致目前的煩惱，所以才覺得悶悶的，心不開。」我接著說：「所以在這個時候，一定要想辦法一件一件事情去挑出來，看是否是哪一件事的影響最大，再去評估是否有辦法解決這件事情，可以現在解決它就趕快解決，若不能，就等時機再解決囉。」我開始懷疑他聽得懂嗎？

「就是不能解決才煩呀！」那友人開始急了。

「舉例來說，如果你買了大樂透彩券，下週二才會開獎，可是你現在就心神不寧，想到萬一沒中要買房子的夢想就落空了……。這種事一定要等到下週二才能解決，如果能夠讓這種期待的心理延到開獎前，那麼這幾天的心情就會比較平靜，才能去做現在必須要做的事了。」

「是呀，每個人每一天不知道在自己身上插了多少支箭，我就是那種會自己插箭的人，今天插一支，明天插三支，不到一年我就已經是箭豬了。」同行的朋友略帶嘲諷地替自己解了圍。

「對、對、對」，阿克登增接著說：「這就是活在當下，不要讓前塵往事或是對未來不確定的恐懼，影響了現在的情緒而致無法好好享受當下的時光。」

其實，雖然每個人或多或少會在某些時候某些情況，沉溺於過去擔心著未來，但是大多數的人可以藉著平日的生活，摸索出排解每日壓力的方法，例如在陽光的午後，看著喜歡的書，喝著喜歡的茶，看著朵朵飄過的白雲，聽著悅耳的音樂，或是看著朝露晨曦，漫步於溪邊林間，抑或激烈運動過後的大汗淋漓等，都是拔出第二支箭的良方，曼陀羅也是一種方法，每個人都要嘗試著去尋找合適自己的方法的。曼陀羅乃是藉著眼觀冥想，其他類似曼陀羅功用的方法很多，包括冥想（meditation）、正念冥想（mindfulness meditation）、或東方的禪修等，可經由專注當下的自己，例如自己的一呼一吸，找到呼吸和身心的統一。或是先燒上一炷香，調節呼吸的同時讓思緒隨著薰香一起昇華。藉著對調整注意力，了解自身感官現在的感受，並將情緒放在當下，看看身體和心靈在做什麼？根據做過冥想的初學者，會驚訝地發現他們似乎從沒有活在當下，大部分的時間都是活在過去曾經發生過的不快或悲傷，或是活在對未來的不確定感及擔心等等。若能達到面對此時此刻的自己，是可以減輕生活的壓力、改善身心狀態、而達到身心靈健康的狀態。

許多科學證據都顯示，冥想過程中的腦波會變得穩定、心情逐漸變得平和、全身肌肉變得放鬆，而體內的腦內啡等神經遞質的分泌也會越來越高，影響了免疫的功能。除此之外，冥想能夠清除腦子裡分散精神的東西，包括緊張、不舒服、煩惱、疼痛和恐懼的根源。由參與八週正念冥想的受試者在其腦部與記憶、自我感、同理心以及壓力有關的區域產生了明顯的改變，憂鬱、焦慮、疲憊感也都改善了許多的結果，間接地連結了宗教與科學看似不相關的巨大鴻溝。

「妳還年輕，當明年藥吃完了之後，就沒事了，妳要把自己當正常人，正常飲食，正常生活，剩下的就交給我們來追蹤檢查囉。」我試著讓她自己拔出第二支箭。

「嗯嗯，我試試看。」小倩還是低著頭撥弄著手機，看著她時喜時悲，陰晴不定，她的人際關係，她的喜怒哀樂，都來自於這小小的螢幕，而我，還不知道她的眼睛是什麼顏色的呢……。

Why does the sun go on shining
Why does the sea rush to shore
Don't they know it's the end of the world
'Cause you don't love me any more

失戀的人，所有的苦都來自於昔日記憶裡的甜蜜，已不復存在，雖然痛已經過了，但是夜闌人靜，午夜夢迴的苦卻無以復加。癌症病人面對未來不可知的「復發」或「往生」所產生的恐懼與害怕的苦，恐怕不是常人能想像的吧。

不可諱言地，人們對於甜蜜過往的留戀，對於美好未來的盼望，是人生繼續向前走的支持與動力。一段刻骨銘心的記憶成就了「只在乎曾經擁有，不在乎天長地久」的絕唱，一席璀璨編織的理想終究實現在「築夢踏實，夢想成真」的剎那。但是過於沉溺回憶與幻想而影響了現今的生活，卻是得不償失。「不應有恨，何時長向別時圓，人有悲歡離合，月有陰晴圓缺，此事古難全」。大自然循環的規律，不會因人類的雜念而稍有停歇。如何能從「痛」、「苦」之間抽離，達到心性自由放鬆的境界，可能不是光靠外人能夠做到的。佛家所說的歷經四真諦：苦（真正的苦難）、集（苦難的真正原因或淵源）、滅（對苦的真正中斷或終止）、道（引領至終止苦難的正道心路或道路），就是避免落入人間苦海的輪迴。其實只要在每一天中，找個時間好好地面對自己，了解並認識周遭的事物，不僅經由觀看曼陀羅或是冥想、正念冥想、禪修，甚至經由運動、太極拳、氣功或是專注一件事情，都能有助於「走出」這第二支箭的苦，達到人生「輪圓具足」的圓滿。

註：觀看曼陀羅、冥想、正念冥想、禪修及其他有助於身心健康的方法，都是有其專業性，不是一般初學者可以自行學習，應找有經驗的專家輔導學習，才能事半功倍達到應有的功效。

第四章　黃土一坯

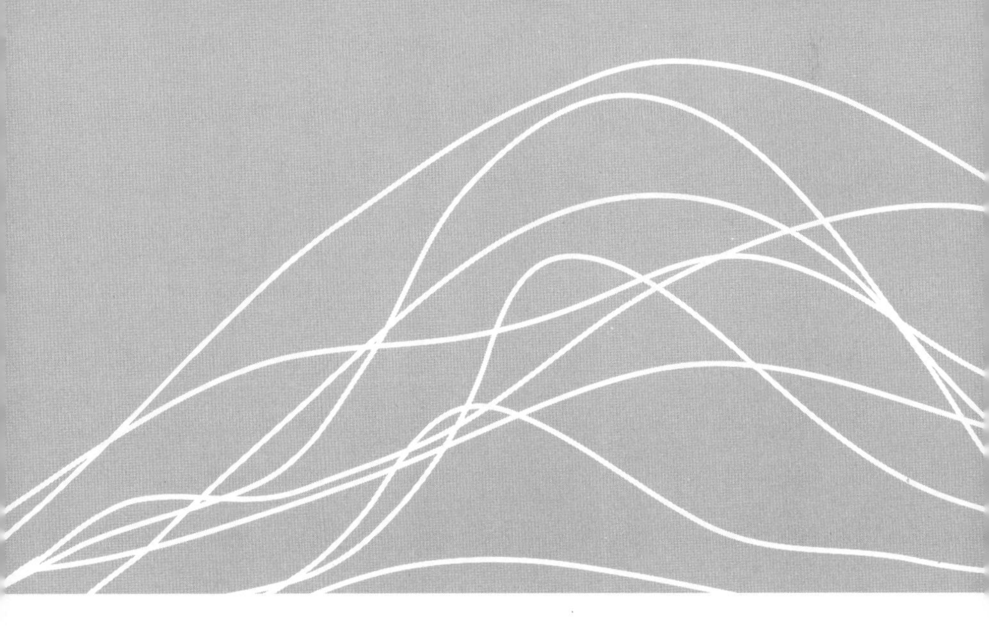

悄悄地 你走進來
輕輕地 你呼喚我
暖暖地 你握著我的手
看著我 想說些什麼
……
默默地 我沒回你
靜靜地 我想睡去
可是
我想看著你
我想告訴你
在你離開的時候
……
或許
在喝下孟婆湯的時候
我會留下一口
在你遍尋我不著的那一世
讓你知道

深深地知道
我正念著你……

志瑪與央金

青藏高原的夏天，是個多雨的季節，也是有情的人間，尤其是在格木鄉。

格木鄉在甘孜藏族自治州理塘縣的南方，隸屬海子山自然保護區，平均海拔四千三百多公尺。馬背上醫生訓練計畫中的鄉村醫生「區達」一家人就是住在這片山溝上面的草壩上。幾年前特別上山訪視他們的時候，雨後太陽曬過的帳篷裡，金色光線透過黑色帳篷的孔洞夾雜著緩緩上升的水氣，看到女主人手抱著剛出生不久的娃兒，露出比陽光還燦爛的笑容，這一幕令生長在都市的我久久難以忘懷。

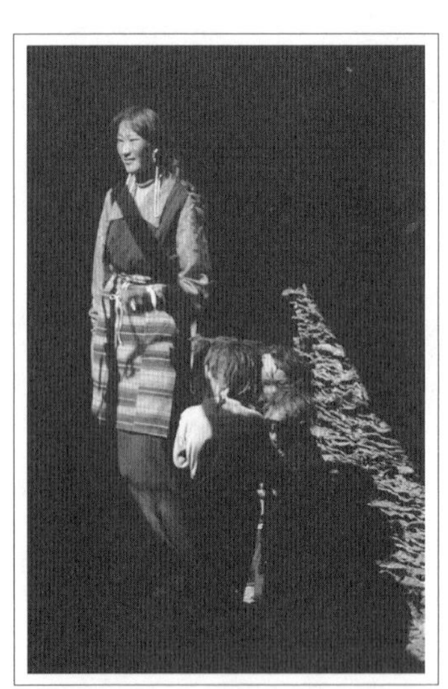

帳篷裡陽光下的母親與小孩

還記得當時區達對著還是單身的同行夥伴說：「你把卓瑪帶去台灣好了，就當作你的女兒囉！」沒想到那時候的一句似假還真的玩笑話，雖然沒有真正地來到台灣成為陸生（大陸學生），那滿嘴還是餅乾屑屑眼露希望的卓瑪女孩，卻成為往後《挖蟲草的女孩》這本書的封面人物呢。

區達有兩個女兒，大女兒叫「央金」，卓瑪是他的二女兒，兩個相差一歲半到兩歲。個子上卓瑪比央金小半個頭，臉頰上有些許曬過的紅斑，零亂結塊的頭髮配上淡淡鼻涕痕跡，應該說只是平常普通的藏族女孩。相較於卓瑪給人的「普通」觀感，央金可說是「驚為天人」。除了個子比一般女孩修長，泛紅白皙的皮膚，明亮的眼睛加上立體五官的瓜子臉，時時刻刻抓著母親衣角的羞澀，著實讓同行的攝影朋友追著她到處捕捉她的身影。

「阿媽，阿季搶我的餅乾。」卓瑪急急忙忙地跑到媽媽的身旁，抓著她的幫典（圍裙）叫著。後面追著的央金也大聲叫著：「我沒有。」

「阿季」是藏語姊姊的意思，但是「阿佳」在藏語中也有「姊姊」和「妻子」的意思。根據不同的地區有不同的解釋。例如在拉薩，姊姊和妻子都可以叫做阿佳，但是在後藏阿里地區，阿佳是專指妻子的意思，因此不能隨便混用。

姊姊央金因為長得漂亮比較容易受到注目與稱讚，雖然外型亮麗卻大多沒有笑容，可說是「冰山美人」吧，甚至經常以怒目相向來面對外來的訪客。在早期還沒有數位相機的時候，經常照完相後回到台灣將底片洗成照片時，才知道今年拍照的結果如何，有點像一翻兩瞪眼的賭博。面對央金這位冷豔的藏族姑娘，雖然她的臉部輪廓很上相，很多同行的友人卻發現幾乎近幾百張拍她的照片都不能用，主要的原因是沒有笑容。反之，很少人注目的妹妹卓瑪，大概很習慣這種被人忽視的感覺，反而自由自在地拿著餅乾到處遊晃，偶爾露出滿足的笑容。也或許是這種輕鬆自在的態度，反而成就了她成為封面人物的最大原因。算一算，花在她身上只有「兩張」底片呢。

姊妹這兩個字很好解釋，就是姊姊與妹妹。比較好奇的是為什麼印象中很多都是兩姊妹或是三姊妹，當然也有四姊妹或六個姊妹。感覺上兩、三個姊妹的情況最多。理論上，由於有著相同的家庭背景，相同的教育環境，應該有相似的生活觀念，甚至可能還會看上相同的男孩子呢。

「怎麼可能？」在台北陪姊姊來看診的小慧聽我提到姊妹說法的時候，一副不以為然的表情說著：「才不是呢，小珍喜歡的男孩子不是我的菜。」

姊姊小珍因為罹患乳癌轉移到肝臟，一直來門診追蹤。「她呀！她以後一定是大哥的女人，就是喜歡那種壞壞的男孩子，越是不理她她越有興趣。」小珍接著說。

看著她們姊妹七嘴八舌地向我訴說互相不認同對方對男孩子的看法，甚至還有些尖銳難聽的字眼，很難相信她們是很好的姊妹。隨著話峰一轉，小慧接著說：「姊姊這陣子肚子很脹很不舒服，晚上都無法躺平……。」看著小慧左手輕輕扶著面帶肌黃姊姊的肩頭，右手伸向腹脹如鼓小珍的肚子，語調急迫卻是充滿關心之情。瘦高的小珍因肝臟功能不好而有黃疸的情況，加上水腫的關係臉上顯露出久病不癒臃腫的病容，緩緩地說：「小慧……，邱醫師一年前就告訴我們會有這個情況了，我知道應該怎麼做的……。」

聽著小珍的話，兩年前在她們兩人在診間鬥嘴的印象漸漸浮現在眼前……。

小珍：「請問一下，吃了待莫西酚月事就亂掉了，有時候就沒有來，有時候就一個月來兩次，是正常的嗎？」

小慧：「ㄟ，那不是很好嗎？每個月都來，煩死人了。」

小珍：「是沒錯啦，以前從沒想到月事的問題，總覺得每個月來很煩，現在才突然驚覺到自己要進入更年期，倒開始懷念它來的時候，感覺上比較像女人……。」

也不知道從什麼時候開始，看診的時候都會看一下病人的資料，看是什麼星座的，後來發現這與病人的溝通很有幫助呢。小慧是牡羊座，快人快語但經常衝過頭。小珍是天秤座，凡事都會多考慮些，尤其是對自己的儀態一定要求優雅，就連跌倒都要想一下怎麼跌才好看……冏。就這樣，時間倏忽又過了快一年。

「妳們好久沒來了。」我說

小珍不好意思地低下頭，小慧搶著說：「姊姊說她很怕來看你，每次要來看你的前一個禮拜，一掛了號都睡不著覺，很緊張。」還說：「有時候掛了號又不想來了。」

小珍低著頭，好像在想些什麼。

「可是呀，每次從你口中聽到檢查沒有問題，她回去都高興得也是睡不著，一直找我聊天，說這個結果比中了大樂透還開心呢。」小慧說得好像她中樂透一樣。

「那怎麼不在妳家附近看醫生呢？你也可以在家附近追蹤呀。」我說。

「姊姊說還是想讓你看，或許是信任你吧。」小慧接著說：「我問過姊姊那麼害怕復發，為什麼還要來？姊姊說：『因為我還是害怕……，所以才要去看（醫師），我想面對它……。』」

那時候小珍因為是否要吃抗荷爾蒙（待莫西酚）的藥而猶豫不決，主要原因是年輕的她若吃了藥會提早引起更年期的症狀，若不吃又擔心復發。終於她自行決定偶爾吃偶爾不吃，當時她也覺得滿好的。我心想：其實這種抗荷爾蒙的藥在卵巢功能還好的時候，反而會增加血液中女性荷爾蒙的量，平常有固定吃藥的話，藥效會阻斷這些荷爾蒙的作用產生更年期的症狀；反過來說，若偶爾吃的話，因為吃藥產生的高女性荷爾蒙，在沒有吃藥的情況下，會刺激原本癌化或潛伏轉移的癌症細胞生長。小珍就是在這種狀況被診斷出有多發性肝臟轉移的現象，她自己也很清楚往後的治療原則。

面露倦色的小珍突然說：「聽說草壩上的陽光很舒服很好看……。」

不等小珍說完，小慧馬上接著說：「姊姊說：『如果有機會的話希望能親自到草壩看藍天白雲，若是沒機會去的話，也讓她能夠看到廣闊的天空就夠了。』」還湊過來說：「姊姊說不用擔心她，她會走得很安心的……。」

「邱醫師，我想問一下，我能去外面髮廊洗頭嗎？」小珍提了一些治療的問題，平靜地問著。

「當然可以囉，只是要注意告訴洗頭的小妹要輕一點，不要弄破皮，因為妳有出血的傾向……。」在我交代她們姊妹倆該如何面對未來可能會產生的狀況的時候，最後加上了這句話。

在謝謝護理人員過後，妹妹扶著姊姊一起走出診間，之後就沒有再見過她們倆人了。直到半年後的一天下午，診間的電話響起說是要找我：「姊姊在上次看完診後到髮廊洗了頭，她覺得很舒服很放鬆……，隔天就因為內臟出血過世了，情況跟你說的一樣，所以我們知道該怎麼處理，所以也不會慌亂，姊姊臨走的時候還讓我一定要跟你說聲謝謝……。」

放下電話我只想到十四世達賴喇嘛的話：「有生自然有死，每個人遲早都需要面對死亡，把生死看成必然的過程，而不是終點，我們不知道什麼時候或怎麼死，因此在死亡發生之前，我們有必要做些準備工作。了解死亡，就是希望好死，也就是死的安詳，那必須在心中和日常生活中培養安詳。」或許這就是我們面對癌症臨終最好的態度了。

若說姊妹是心連心應該有很好的默契與感情，可是實際上真正會讓人掏心掏肺的可能是那些沒有血緣關係的「姊妹淘」了。記得錦繡二重唱的《明天也要作伴》的歌詞——

哪天你想要閃電結婚　請先幫我找一個好男人
別一個人去幸福不理人
哪天你不小心就變成女強人　別忘了是我勸你要認真
無論再忙　都要陪我聊聊心聲

我……永遠記得今晚

我們回憶往事夢想未來　感動聊不完

……

「回憶往事，夢想未來」是多麼好的意境，在那一張小小的沙發或是一席單人床上擠了四五個人，吵過半夜聊到清晨……。

在各個時期的姊妹淘都有不同的特色與看法。早期還沒有男朋友或是曖昧期的「死黨」可以聊到通宵還可以夜唱到清晨。可是現在這種狀況已經不復存在，即便聚餐或是K歌都還是拿著手機跟坐在對面的人APP或是line聊了起來。不過或許這也是以後手機族想起會莞爾一笑的梗吧。反之，當有穩定男友或是有了孩子的時候，死黨們各自分飛尋找自己的理想與歸宿，漸漸地失去聚會的動力與熱情。最貼心的時期，還是已經有穩定的經濟基礎，豐富的社會經驗，有自己對往後長期的規畫（當然不必然有婚姻，對男孩子有點失望或是很失望等……）的這群姊妹淘，是最能夠生死與共的死黨。

但是不管什麼時期的姊妹淘，唯一的共通點就是「揪團」，舉凡能夠一起想到的都可以揪。例如網購可以從指甲油、去光水、衣服、鞋子到桂圓饅頭、狗食罐頭、貓沙（寵物用）……等都可以。隨著歲月的增長，周遭的人一旦生了病（尤其是癌症），就有人會揪團來看病，而且幾乎整團的人一起來。當這些姊妹淘還沒進診間的時候，在門外已經鬧成一團。一進門來，通常是四、五個掛連續號，就像一串葡萄似的幾個人都是這一號的家屬，等到下一號的時候，還是同樣的這幾個人，護理人員也不知道該如何處理這種狀況，說號碼還沒到怕影響到後面的，可是她們就是後面號碼的人，說診間太擠人不能多，可是為什麼家屬人很多的可以一起進來？說到揪團看病，其實看診還是其次，重要的是看完診之後的下午茶或是晚上的聚餐才是真正的重點唷。

「我們的朋友得了乳癌，開完刀正在做化療，看到她痛苦的樣子，真的很可怕，很擔心自己也會得這種病。」

「乳癌病人是不是一定要做化療？醫生說化療完還要接受放射線治療，之後再吃五年到十年的抗荷爾蒙的藥物，有必要嗎？」

幾個人七嘴八舌地說很多話，偶爾還會聽她們對其他科的主治醫師品頭論足一番，其中還有手機鈴聲此起彼落地響起來。在診間我不禁想會不會她們在其他科的時候也是如此聊個不停。

「看了朋友這麼痛苦，自己也檢查了一下，好像還好，可是不放心還是再來檢查一下。」

「對耶，我很慶幸自己沒有什麼問題，可是別人這麼難過，我卻這樣想，是不是不對或不好？」

在跟她們解釋過護理人員面對她們這群病人的行政困難後，也一一回答她們的問題：「其實這些想法都是正常人的反應，不必太過自責，只要有同理心能夠在自己有限的範圍內盡量支持病人就好了……。」

送走了這些姊妹淘，護理人員露出鬆了一口氣的表情（呼——），隨手按了一下號碼燈，結果進來了兩位小姐。仔細了解病情才知道她們倆人都是乳癌，也都治療到一個階段同時接受抗荷爾蒙的治療。因為病況、療程與追蹤時間都很接近，所以兩人在看診的過程中成為很好的朋友。

「她老是晚來，所以我要比她早來早看完才不會等太久，因為我覺得等著看診很可怕，幾乎不想來……。」一面露疲態的女孩子終於開了口。

「我一定要跟她約好她才會來，要不然她又會有藉口不來。」她的朋友說著。「唉，其他人沒有病的時候，最好不要一起來，會難過的，可是若是得了病的時候，還是一起作伴比較好！起碼生不在一起，死也通知一下囉。」

兩個人從進診間開始拌嘴，一直到出診間，可是又每次一定邀著一起做伴來看病。我發覺到「姊妹淘」的無形力量與面對癌症的價值所在，若說分享是一種愉快的感覺，那麼分擔是不是也是一種無與倫比的幸福，有個人能與你一起分享分擔是不是更是一種緣分呢！

清晨的鈴聲

全世界每個地方的清晨，都有它獨特的一面。知名的陽朔漓江就是最好的例子。「桂林山水甲天下，陽朔山水甲桂林」，清晨蜿蜒的漓江，薄霧輕紗一絲絲地覆蓋在江面，樹梢低到不能再低幾乎碰觸到水面的鳳尾竹，隨風搖曳婆娑起舞，宛如羞澀的少女，穿梭在那忽隱忽現的漓江長廊……。

海拔四千多公尺的青藏高原，因為空氣稀薄的關係，清晨應該更明亮更清晰。據說高原草壩上的清晨更是迷人。試想在廣大的夜幕，晨曦初露，微紅的魚鯽白出現在咫尺的東方，山嵐漂浮在遠方的靄靄雪山腰間，輕煙籠罩著壩上濕透了草甸。「撲通」不知哪隻冒失的小犛牛發出了突兀的聲響，「啪、啪、啪……」受了驚嚇的小黃鴨振翅而飛，低空拂過那輕煙繚繞的青藏高原……。

然而，對剛上青藏高原的人，徹夜無法入眠只能瞪著眼睛，隨著那陣陣襲來的頭痛與吸不到氣的感覺，度過比一年還久的夜晚，清晨的到來，可說是「漫漫長夜終有盡，陣陣頭痛應有解」的最佳時機了。也不知怎麼地，度過這失眠的夜晚，就好像白天的空氣裡有比較多的氧氣，尤其是在有藏香的喇嘛廟裡，特別不覺得有高山反應呢。

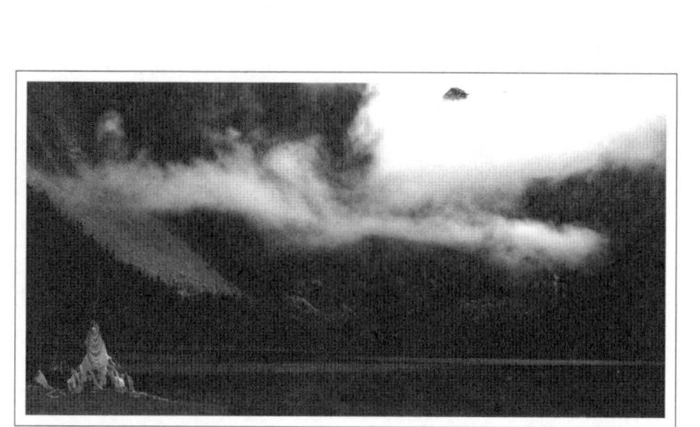

高原聖湖的清晨

藏區清晨的鈴聲大多來自於寺廟喇嘛唸經時的法器鈴聲。

「……鄉村醫生卯汪的媳婦因大嫂的過世而緊急趕回來，但卻來不及見大嫂的最後一面，自己悲傷過度而生病……。」草壩上的帳篷裡，氣色不佳的藏族女孩半坐半臥地躺在帳篷的一角，坐困愁城默默地面對那失去親人的痛苦。帳篷外卯汪堆起瑪尼堆燒著柏枝，「劈啪，劈啪」柏枝崩裂的聲音，一縷縷桑煙飄向黃昏無垠的夜空，宣告著一代牧民的悲苦人生已經結束。

半夜時，從遠方請來的喇嘛在帳篷裡，將酥油捏成酥油花擺在帳篷裡的正中央佛像的前面，一尊尊不同姿勢的小佛像在清晨為卯汪的大嫂超渡……。昏暗的燭光，叮叮噹噹的鈴聲在清晨響起……。隔天夜裡，卯汪為了幫大哥買到康定的車票，開車途中因心神不寧而發生車禍了……。

在甘孜州基層醫療計畫執行中，曾經由導演賈斯左連續拍攝幾十位培訓出來的鄉村醫生，經過剪輯後出來的紀錄片《白雲深處》，描述了幾個鄉村醫生的追蹤實錄。這紀錄片真實地呈現身為村醫對於自己面對失去親人卻無法做什麼的困頓與無奈。

鈴聲，想像中，清脆的鈴聲應該是悅耳的、好聽的。但是鈴聲如果是在清晨的時候聽到，卻是刺耳的、緊張的。

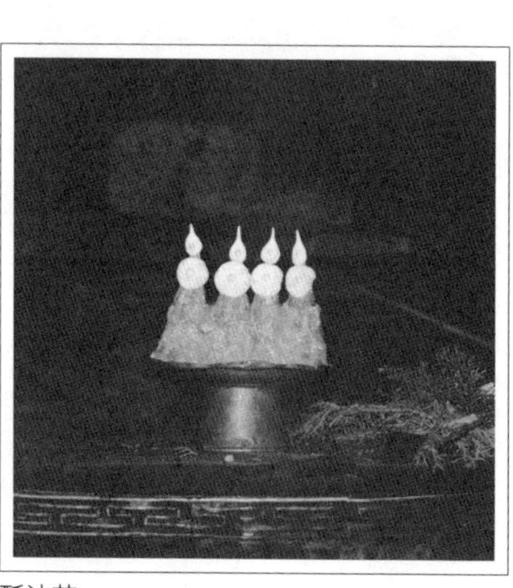
酥油花

「叮！叮！」

「請問找誰？……不對哦！你打錯了！」

「厚！」

這種清晨的鈴聲最嘔！因為已經醒了，再睡又不好入眠、也睡不好。

「叮！叮！叮！」

「請問找誰？」

「阿枝啊！妳現在在哪裡？」

「不是哦！我不是阿枝，哩卡不對啦！」

「什麼？哩不是阿枝呀？厚！哩哪不是阿枝呀！奇怪耶……。」

這是以前開刀過後的病人，每次看診前都會跟我打電話報備說要來看病，我也不知道為什麼要報備，大概是希望我早點看她吧！可是在門診的時候我問她：

「哩哪卡電話厚我？」

「沒呀！我卡厚阿枝呀啦！」她似乎沒什麼印象了。

大概是阿枝是她的親戚或媳婦，電話號碼跟我的很像吧！我只是很好奇幾年前的她就已經會講現在這麼「ㄏㄤ」的口頭禪——「奇怪耶！」

最近，她又來看門診，今年她已經八十七歲了，又是自己來的，一進門還沒看病，就急急忙忙地說：「哩ㄟ電話怎是阿枝呀？哇卡隴是阿枝呀接的……。哩電話不可以跟她換嗎？」

「喔買嘎……冏」……，無言。

「叮！叮！叮！」

「喂！請問找誰？……我就是，好，我馬上過去。」

大概這種情況的鈴聲是最驚心動魄的。

可能是家人，可能是親戚，比較少見的是朋友。

可能是出事，可能是車禍，比較少見的是好事。

可能是證件掉了，可能是詐騙電話，比較少見的是表揚好人好事。

可能是……。

種種的可能都讓這鈴聲變成非常的刺耳與不安。

「叮！叮！叮！」

「請問找誰？我就是……。」

「不好意思這麼早找您，因為我從昨晚開始肚子痛，一直忍到清晨實在受不了了，所以……。」

「沒關係……那你趕快到急診吧！」

清晨的鈴聲之所以不悅耳，讓人不舒服，主要原因是有太多緊急的可能，不得不接，可是經常又都是可以不接的。

「叮！叮！叮！」

「請問……，我是……」

「醫師，您的病人現在……」

記得以往的醫師訓練制度是分層負責，隨著實習醫師、住院醫師、總醫師至主治醫師之升遷，聽到清晨的鈴聲次數漸漸減少，所以只要認真撐過前五年，大概就比較輕鬆。但是現在的醫療制度生態丕變，主治醫師權責加重，甚至沒有實習、住院醫師，即使有醫師助理，碰到決定關鍵時刻還是要主治醫師的同意，如此一來，聽到清晨鈴聲成為現在與未來主治醫師的常態。造成種種的醫療行為的改變，說是「醫療企業化，醫療消費化」是始作俑者並不為過，但這些讓清晨鈴聲成為常態化，並不是醫生或病人之福呢！

鈴聲，電話的鈴聲在清晨響起……。

不知道為什麼，也或許太知道為什麼，總是很不喜歡甚至有些厭惡那些清晨響起的鈴聲。

「叮！叮！叮！」急促的電話聲在很久很久以前的清晨，遠遠地響起，眼睛睏得睜不開……。

好像是夢中吧？有人推著我的肩膀。

「仁輝，起床囉，你阿嬤（祖母）過去了。」

我從來沒聽過這麼溫柔的聲音，那是父親叫醒我的話，哽咽但平靜。

父親一生中最難以承受的就是阿嬤的過去（往生），但是我很難忘掉那平靜卻有些依戀的報訊。

說到癌症，其實上從阿公（肺癌）、阿嬤（肺癌）到大伯（胃癌）、叔叔（鼻咽癌），下到姊姊（乳癌）……，我們可說是癌症家族，以前父親每次笑著說以後他也會得癌症，要我多學點，看可否治療他的癌症。自從我當了醫生，也常用這點來寬慰那些來聽報告的病人。也因為了解癌症的發生過程才知道癌症細胞都是正常細胞癌化來的。所以有些人說人都會有癌症發生的可能那是對的，只要我們及早發現及早治療，未來控制癌症就好像控制糖尿病、高血壓等慢性病一樣。

「你怎麼對阿嬤的過去，可以用很平靜的態度去面對？」幾年後的一天，我問父親。

「我也會難過的，但是因為我知道她的病情，差不多什麼時候會走，我都準備好了。」父親接著說：「我們對未知的事情因為了解不夠，才會害怕慌亂，可是當我們了解未來可能會發生的情況，先有準備就不會擔心害怕了。」

「要減少對未來的恐懼，最好的方法就是現在有充分的準備。」我突然想到父親在考我的時候所說的：「擔心考試最好的方法就是面對它，好好地準備，有充分的準備，等考試的時候盡量發揮，至於結果就平常心去看待了……。開刀也是一樣，如果在開刀前都有準備遇到什麼情況怎麼處理的話，真正在開刀遇到狀況的時候，也能不慌不忙地解決問題的。」

記得有首歌《如果還有明天》是薛岳唱的。在他得癌症疾病復發之後，他辦了個人演唱會，是否就是已經有所準備？這與達賴十四世所說的：「有生自然有死，每個人遲早都需要面對死亡，把生死看成必然的過程，而不是終點，我們不知道什麼時候或怎麼死，因此在死亡發生之前，我們有必要做些準備工作。了解死亡，就是希望好死，也就是死的安詳，也必須在心中和日常生活中培養安詳。」有異曲同工之妙。

清晨的鈴聲一定會來，但什麼時候來那是天命。現代醫學中的安寧照護，就是在鈴聲來之前有所準備，不再擔心，不再害怕。

所以奉勸住在國外的家人、親戚朋友們，即便要報喜訊的話，也請考慮一下國際時差，免得你們的電話在台灣變成……清晨的鈴聲。

堆瑪尼的女孩

還記得小鈴鐺的奶奶在毛啞壩的曲登旁（白塔），拉著她的手轉了幾圈，還輕輕的舉起手說：「妳聽，風在為妳念經」。

十幾年後，長得亭亭玉立手腕上依舊帶著用藍白紅的棉線串起綠松石的小鈴噹，獨自一人蹲在曲登旁，將石頭一塊一塊地往上疊，嘴裡還默默唸著。

「妳在做什麼？」我好奇地問。

「我在堆瑪尼。」小鈴鐺若有所思地回著。

「為什麼堆這些石頭，有什麼意義嗎？」

「這叫瑪尼石，堆起來是有祈福的意思。」小鈴鐺有點悶悶地說：「我奶奶得了癌症，我希望能祈求上天讓奶奶度過這個難關。」

「瑪尼」在藏族文化具有神聖且獨特的涵義，深深地融入藏族生活當中。瑪尼石是一堆大小不等的石頭，上面刻著吉祥圖案佛像或經文，通常以六字箴言（嗡嘛呢吧唄吽）為主。瑪尼堆對漢族而言，有點類似土地公廟的意思。由於藏族生活的地方地廣人稀而且環境惡劣高寒，不是每個地方都能有喇嘛廟能夠讓牧民隨時地拜佛，因此若有人堆瑪尼在路旁時，牧民經過的時候或是以頭碰觸以求解厄，或是丟顆石子念誦經文以求庇祐。藏族對於高高在上的天與神山比其他民族更為崇敬，舉凡能夠堆高的地方，都是用石頭堆起來，並繞著轉圈祈福。

「堆瑪尼是一種藏族祈福的方式。」來自玉樹州曲麻萊縣曲麻河鄉多秀村智然寺的「西力加日」，一位德高望重的喇嘛說。位於玉樹縣城外結古鎮新寨瑪尼堆，又稱嘉那嘛呢石經城（嘉那嘛呢），歷經三百多年，約有二十多億塊瑪尼石，上面除了刻了許多佛教經文外，還有律法、曆算、藝術等，是目前世界上最大的瑪尼堆。大的瑪尼堆多在城鎮附近，有鎮邪驅邪的目的，小的瑪尼堆則有祈福之意。

「我們要將《大藏經》刻在瑪尼石上，弄成一個二十五乘二十五公尺大的瑪尼堆，《大藏經》有一百零五個章節，每一部分需要六百塊大的石頭才能刻完……。」西力佳日很虔誠地說著。

加日是一位頗具傳奇的人物，第一次碰到他是在複訓上課教他手術縫合時，他不僅帶一位小喇嘛縫合，還告訴我正確的縫法應該是這樣做的。他經常在上課的時候閉目養神，當你以為他睡著的時候，他還可以睜大眼睛告訴你說情況是這樣那樣的。往後幾年的上課他都能提供正確且具創意的想法，更令人想不到的是關於他的一段傳言。

「他以前跟我們常人一樣結婚生孩子，直到十幾年前的某一天，他去了一趟四川之後，竟然穿了袈裟回家，把他太太嚇哭了，雖然後來還是住在一起，但是隔幾年後就真的出家了。」聽了這段話後，這……我只能說四川的磁場也太強了吧！

「經常在瑪尼堆念經轉圈是會增加福報，但也不能隨便堆的。」加日這麼說。

常見到的瑪尼堆都是在地上、山溝頭、道路的兩旁、高山的埡口、寺廟附近等需要祈福的地方。例如靄靄白雪的高山在藏族的觀念是非常神聖的，可是在現代社會裡，開山闢路是連接鄉鎮最好的方法，若是不得已要開山通路，在那之前會先祈福徵求山神的旨意，結束後在道路的兩旁會拉起五色經幡以示神山之延續，也會堆瑪尼做為過往通道之祈福。若在高山埡口附近，司機師傅每次通過鑿山後的埡口都會喊「拉——索——索——」以謝山神。

「比較少見的是水瑪尼。」在玉樹州的藏族朋友「歐要才仁」說。

「水瑪尼？」我非常好奇地問。

藏族人民心中存佛崇尚自然，對於神山聖水都以瑪尼供奉稱為「山瑪尼」或「水瑪尼」，以轉山轉經拜佛祈求神明的庇祐。一般常見的瑪尼是山瑪尼，唯獨在玉樹藏族自治州州府所在地結古鎮附近的「勒巴溝」有難得一見的水瑪尼。

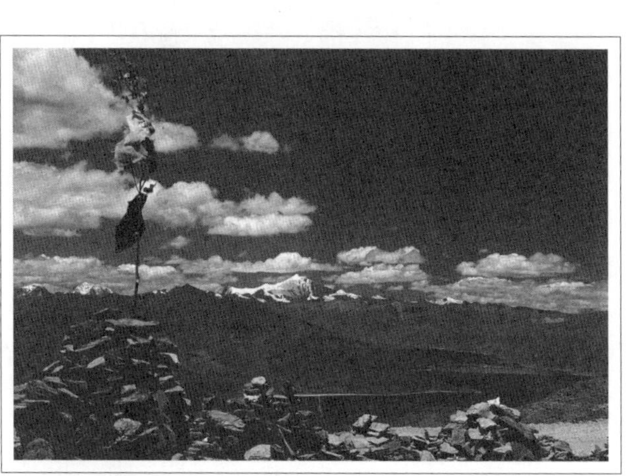

高山埡口的瑪尼石堆

「勒巴」在藏語中是美麗、吉祥的意思。自從西元六四一年唐朝文成公主由青海湖、倒淌河、黃河沿經玉樹入藏，成就了許多傳說的「唐蕃聯姻」，玉樹地區就有了漢文、藏文、梵文三種字體的石刻。小說《西遊記》中的大唐僧人唐三藏西天取經時，因神龜相助才過得了通天河，但是三藏大師忙於取經忘了諮詢如來佛神龜成仙之事，導致回程再過通天河時，神龜知道無法成仙之際，一氣之下沉入水底，將唐三藏所帶之經書盡付水流。唐僧師徒趕緊撈起佛經放在岸邊岩石上晾曬，快乾之時，一陣狂風吹來，佛經滿天漫飛以致有大量佛經散落在通天河兩岸，散落的佛經經過千年的石化，演變成現在的具有法力的瑪尼石。一直到現在，帶著不輕的高山反應經過玉樹州通天河、曬經石等歷史與傳說交錯的當兒，我猜想明朝吳承恩在寫《西遊記》的時候，肯定有很嚴重的高山反應，才會寫成如此迷幻玄祕的章回小說吧。

在我們基層醫療計畫自二〇〇九年轉到可可西里的東南，接近以前康區西北的玉樹州後，隔年就遇到玉樹大地震。經過多年的復原，雖有足夠的經費重建，但因地處高原偏遠地區重建困難，目前玉樹縣城仍然灰塵揚天居家不易。在訪視當地鄉村醫生的時候，除了提供醫療諮詢與經費支援外，也順道一睹「水瑪尼」的風采。

勒巴溝位於玉樹縣結古鎮東三十二公里處通天河西岸的群山間。越野車一路逃離煙灰瀰漫的玉樹縣城往城外的岔路行去，因為往勒巴溝的路面非常不平，車子一顛一顛地慢慢往前，以這種泥濘路面，相信在大雨之時應該是無法通行的。大約幾十分鐘後，前面有條介於兩山的裂隙，上面飛揚著五色經幡，沿著裂隙往上延伸，原來就是以水瑪尼著名的「勒巴溝」。

「勒巴溝我只聽說，也沒來過。」隨行的藏族工作人員歐要說「往上一直走應該就是了吧！」

藏語的「溝」就是不平山區，兩山之中有雪水融化匯流的溪源，「勒巴溝」就是指美麗吉祥的溪。溝內兩側山石嶙峋陡峭，山澗有許多溪流匯成了一條流動的勒巴溪，從遠處望去像似一條隨風舞動在神山下的白色哈達，彷彿飄逸在大山神佛的肩頭。溝隙的上面多有巨大的神山，在開春融雪後，大量的雪水沿著溪床而下，提供神山下犛牛、牧草的無限生機，也是牧民維生最重要的水源。溪床中有非常巨大的石頭，據當地的藏族說，這種石頭非常適合刻成瑪尼石，早期這裡的藏民為了感謝上天賜予他們維生雪水，數千年來，沿著溪床只要能刻字的地方都被刻成美麗的瑪尼石。

「那是這溪水的源頭，可是今年暖化特別厲害，現在已經融完了。」歐要這麼說著。

由溪床往上面源頭一望，喔！那真是宏偉壯觀的神山啊！雖然已經沒有白雪的山頭，但那山勢嶙峋依然雄偉醒目。在兩旁高聳山勢的襯托中，雪水激沖而下，與兩側山石所產生共鳴嗡嗡低沉的聲音，神山的形態有點像是慈悲的佛祖，以那慈眉善目的眼神，為那底下芸芸眾生忍受著的紅塵業障而不捨，沿溝而下的各種形態的瑪尼石，像似數千名喇嘛翻著水中瑪尼經書一般地唸著法輪常轉的梵語。凡人身處在神山聖水中，顯得特別地渺小與無助，溝上激起的細小晶瑩的水花，猶如冉冉藏香散出的星火，飄忽游移在滾滾紅塵之間。

離開水瑪尼勒巴溝的車上，我想起小鈴鐺堆瑪尼的時候悠悠地說：「奶奶得癌症，醫生說淋巴腺轉移，可能內臟也轉移了，奶奶不願意接受西醫的治療，可是你認為藏藥會有效嗎？」這讓我想起幾年前做醫療計畫的時候，我上到海拔四千六百公尺以上的措池，當天晚上嚴重的高山反應讓我「反應」變得很慢，正在極力克服高山反應時，隨行的工作人員歐要進來說，能幫一位婦人看看嗎？隨後就進來三、四個牧民，群湧而上圍在我身邊。

「△×○※○」歐要用藏語問著約莫五十歲左右的婦人，接著轉過頭來問我說：「她胸部長個東西，好像幾年了，想請你幫她看一看。」

在黑暗中藉著手電筒微弱的燈光，我仔細看了一下並問了簡短的病史，這婦人可能罹患乳癌，有腋下淋巴腺轉移，或許已經轉移到肝臟或肺臟。經過與歐要了解實際情況之後，發現她其實一、兩年前就有腫塊，可是離縣城醫院太遠，自己也覺得還好，就沒去注意，倒是她和家人會去打卦、唸經，她們還說以前有病痛會用這樣子的方式排解，等病痛減輕之後會到廟子裡「還願」的。

若以堆瑪尼當作「祈願」的方式，那麼有幸願望達成了，帶上家裡犛牛奶製作出來的酥油，到喇嘛廟奉獻給神佛就是牧民至高無上的「還願」了。從青藏高原牧民堆瑪尼的祈願，到我們平日常遇見「吃素」的還願，在在都顯示了人類是多麼渺小，平凡與無助，面對至高無上的上天，我們只能藉著祈願與還願來達成天、地、人之間的溝通與信任，而這種的關係即便是現代醫生與病人都無法達成的，因為——醫生不是神。有此一說，「紅塵錯落皆由命，禍福相倚運來栽。」病人可以接受上天安排的疾病，可是如何選擇適當的醫療，卻是醫生與病人之間最大的挑戰。

「藏藥應該沒有效的。」我回答小鈴鐺，「如果繼續不治療的話應該短時間會……。」我將奶奶的後續可能遭遇情況提了一下，也告訴她如何處理，「但是現在利用西方醫學的積極治療可能也無法增長她多少時間，最重要的是奶奶的意願。」

一直以為醫學不只是科學，有更多時候參與著藝術與人文的層面，科學是醫學診斷與治療疾病的原則，而藝術則是醫學診治病人的態度。面對冷冷的殘酷事實，我只能與小鈴鐺解釋到這裡，我更無法提及或許早點檢查早點治療就好，因為這對她們於事無補，但是等她痛過之後，我相信那是跟她說明「及早診斷及早治療」的最好時機。

二〇一二年的青藏高原基層醫療計畫在「青海湖」舉辦。青海湖是亞洲最大的內陸湖，在這裡有類似牧區的牧場，對是牧民又是鄉村醫生而言，是非常親切的。剛到青海湖牧場的時候，發現了沿著湖邊竟然有一列列的瑪尼堆，隨著潮汐的漲退，此起彼落地坐落在水裡與岸邊。四周還有架成圓錐狀的瑪尼旗，顯然是有些人在這裡許下他們的願望，但不知道這些願望是否達成了呢？其中看到一組很不像瑪尼的瑪尼堆，由於形狀與擺設方式都與藏族不同，我想應該是有心的漢族堆成的，姑且不論所祈求的是什麼，衷心希望他們心想事成。

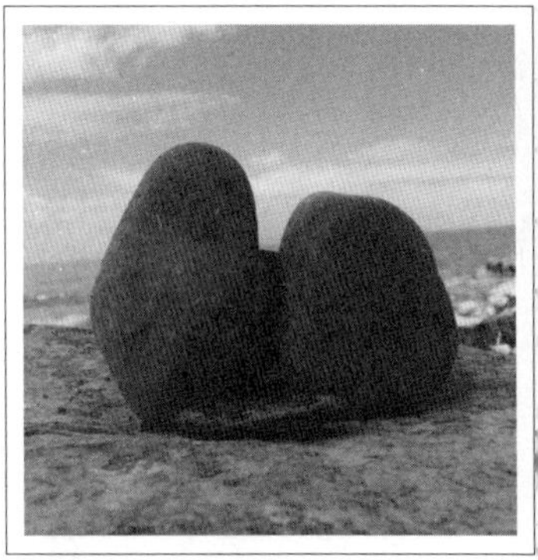

可能是漢人堆的瑪尼石

艷陽高照的午後，烏雲密布，雷聲隆隆，剎那間，小米大的冰雹從天而降，打得窗戶遮棚咚咚作響。不過一個時辰，一道彩虹以那優美的弧度拋向青海湖的湖心。「這是否又是一個天啟徵兆？」（註）我正準備完複訓的課程走在門口，思忖著。

當湖水如潮水，一漲一退之間，沖刷過了那一列列的瑪尼堆，彷彿潮水翻閱著水中瑪尼經書一般，在捕捉日出的那一剎那，我彷彿看到了上天對那堆瑪尼人們的祈願，應允他們有美好的現世與未來……。

註：一九九五年要決定「馬背上醫生」醫療計畫執行地點時，將「白塔上的彩虹」照片拿給當地縣政府衛生局同仁看，他們很興奮地說：「我們住在這裡這麼久都沒看過這麼美麗的景象，一定是上天的啟示，要你們來這裡做醫療計畫的」。那草壩上短短的三分鐘的天象竟成就了十五年來的夢想與執著。

轉世輪迴

每當上到青藏高原，在藍天白雲的襯托下，最顯目的顏色應該就是藏區特有的「藏紅色」。藏紅色來自於藏紅花（番紅花）的顏色，略帶著黃的紅色。但是最令人好奇的是藏紅色僧袍下的眼神。

第一次看到這種眼神，是在做基層醫療計畫時，來到理塘縣城長青春科爾寺高聳的寺門口，全身披著藏紅色僧袍的喇嘛三三兩兩地穿梭在寺裡面，唯獨有一雙清澈明亮的大眼，從以僧袍虛掩著臉的大半部露出，頭上新長出來的頭髮，在那原本剃度的頭頂上顯得特別地參差不齊，藏紅袍上緣咕溜溜轉著的黑色瞳仁，好像從喃喃誦經的寺裡面，窺看著寺外滾滾紅塵的大千世界。

「這些小喇嘛都剛從牧區過來學習……。」長青春科爾寺的大總管阿克登增指著坐在寺門口地上的小喇嘛說著，他們有些是父母送來當喇嘛還願，有些是家裡經濟不好無法多養些孩子，所以送來寺裡面學習。我們也希望能好好教他們……。」

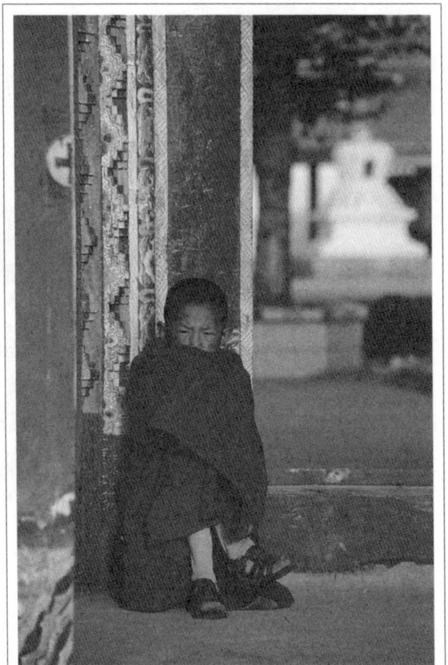

藏紅僧袍下的眼睛

「他們這麼年輕就來當喇嘛，以後不會後悔嗎？他們根本還沒尋找過自己的人生方向呢！他們學習的效果如何？」我用著比較凡人的思緒問著阿克登增。

「嗯，的確，這些小孩學習動機比較不好，也比較被動，好玩、好動不太專心。不過過些年就慢慢好了，就像他們一樣。」阿克登增手指著剛走過身邊的兩個大孩子喇嘛。

自二〇一〇年「馬背上醫生」醫療計畫轉到玉樹州可可西里附近，海拔更高，培訓鄉村醫生也更辛苦。

「你看著唷，針要這樣子夾，要這樣進去，這樣出來……，」慈眉善目的大喇嘛一邊現學現賣地告訴略為頑皮的小喇嘛：「不要夾住針頭，這樣子針就不利了。」在教這些鄉村醫生如何縫合摔馬或是車禍的大傷口時，課堂上看著小喇嘛，彷彿我又看到以前在長青春科爾寺門口那雙藏紅僧袍下的小喇嘛的大眼睛，游移不專心的眼神在你故意不看他的時候偷偷地看著你……。

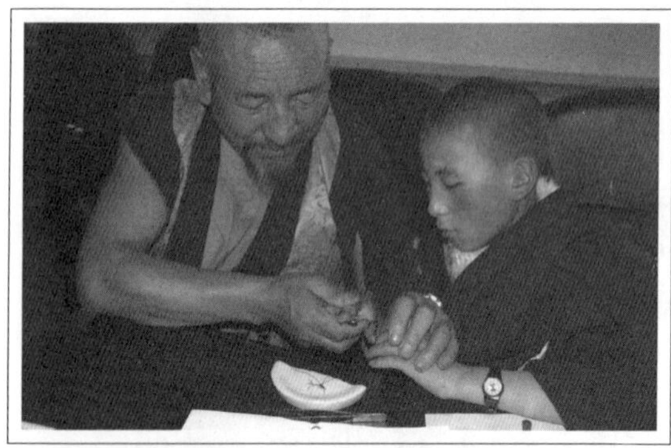

大喇嘛教小喇嘛縫合

「你是怎麼選到江措的？他年紀多大？好像才小學一、二年級，大約七、八歲吧。」我好奇地問著叫「西力佳日」的老喇嘛。……是的，就是曾經提過去了四川一趟之後，竟然穿袈裟回家把他太太嚇哭的那一位傳奇人物。

「沒有，他已經十五、六歲了，因為江措他家是牧民，希望小孩能多學習，長大後再回來幫助牧民，因為在海拔那麼高的地方，實在沒有學校能讓他念書，只好讓他在寺廟裡學習」，老喇嘛還說，「他沒有初訓的經歷，請你盡量教，不懂的我再慢慢跟他說。」望著他滿臉風霜刻劃的臉龐，智慧的皺紋有著仁心的眼神，彷彿要我不要揭穿這小喇嘛的身分。

看著江措的小小的身軀，卻有著「老便」的面容（台語先老著放或是臉看起來較成熟的意思），舉手投足都很俐落。後來在言談之中，才了解當地的喇嘛與甘孜州的喇嘛不太一樣，他們是吃素的，而靠近西藏地區的喇嘛則是吃犛牛肉。「怪不得江措的身子那麼小！」我心裡的謎團終於解開了，也為那藏紅僧袍下的眼神有種說不出的感覺……是心疼吧。

年輕的眼睛，迷離的眼神，古往今來，未曾少過。

八年前，台北診間的超音波螢幕顯示著一個約莫二十公分的腫瘤，床邊躺著是一個十六歲的小女孩——「小婷」。

「醫生，那是什麼東西？是不是發育太好了？……是不是……。」喋喋不休不間斷的話語，顯示這是一位焦慮的媽媽。

「請問妳有固定吃中藥嗎？從什麼時候……」我的問話還沒結束，焦急的母親接著說：「有、有、有，我每天都給她吃XXX丸，一天一顆吃了三年，還有……。」

「年輕的眼睛，迷離的眼神」，我怎麼偏偏就在起身的小婷身上，看到那小喇嘛的眼神。黝黑及肩的長髮，稚嫩清秀的臉龐，還有那一雙迷離的眼睛，從進來診間我沒有聽她說過一句話。

「小婷，快點下來……，人家醫生還要看病。」那母親尖銳催促的聲音打斷了我的思緒：「為什麼她都不說話？是不是……」。

「嘖！好——啦！」，小婷冷冷的語調讓我知道我認為她不能言語的猜測是錯的。

「傳統醫學是我國的國粹，歷經兩千多年的臨床應用，中藥治療一般疾病應是沒有問題，但是如果要治療腫瘤的話，可能必須重新考量中藥療效的實證證據。但是如果你要看中醫，一定要找合格的中醫師比較放心，很多中藥的使用，都有使用劑量及天數的，不能夠自己到藥房處方回家自己煎煮來吃喔。例如中醫典籍中四物湯的使用，是經後服用二至三帖，不可以自己天天煎煮吃來補身補血呢。」我說完還告訴小婷的母親不要自己當醫師弄藥給小婷吃。

幾週後。

小婷開完刀，腫瘤有兩百六十九公克，她還很不高興地說以前都有F罩杯，可是一開完刀就變成B罩杯了。言下之意，還怪我要她開刀的意思呢。「如果不能吃中藥，那麼植物性的保健食品可不可以吃？他們同學之間很多人自己買所謂的天然保健食品，例如月見草油等等？」小婷的媽媽忍不住又問了他們年輕人自己買的東西說可不可以？

「當然不用囉，因為女孩子本來卵巢功能是好的，本身就能夠調整自己的荷爾蒙的。很多號稱天然的保健食品說是有植物性荷爾蒙，例如月見草油、山藥等都有，這些植物性的女性荷爾蒙會作用到乙型的女性荷爾蒙受體，偶爾吃是沒關係的，但是經常吃的話，會影響正常女性荷爾蒙結合到甲型女性荷爾蒙受體的。」我怕他們聽不懂，馬上接著說：「如果小婷或她的朋友固定吃這些保健食品，剛開始他們會覺得皮膚很好，月經很順，可是這時候的體內自己產生的女性荷爾蒙會因外加的荷爾蒙而開始減少分泌，久而久之，外來的荷爾蒙會取代自己產生的荷爾蒙，所以一旦停止服用這些保健食品就會覺得皮膚暗沉而必須趕快再買來吃，如此地惡性循環會造成女孩子自己本身的卵巢功能退化的。」

「所以，如果她們要吃，只要吃幾天就好，不要經常吃，這樣自己的卵巢才能產生足夠的女性荷爾蒙呢。」我特別叮嚀她媽媽注意這些保健食品的用法。

之後，雖然小婷和她媽媽斷斷續續來門診追蹤檢查，但是時間一久，也很少看到他們母女來門診了。

幾年後的夏末初秋，早晚偏涼的溫度，讓枯黃的落葉稀稀疏疏地飄落在往門診的路上，旁邊老舊的病房顯得異常蕭瑟。念此時，青藏高原應是枯草黃整片山野，不甘寂寞的楓香也悄悄地紅了樹梢，在更高的牧區，經過一個晚上，怕是霜降也白了幾座山頭了。

「咦，妳們怎麼在這裡？」望著診間門口前面那熟悉又陌生的眼神，我驚訝地問小婷的媽媽。

「我沒有聽你的話，還是繼續給她吃中藥，現在好像兩邊都有腫瘤了，怎麼辦？需要開刀嗎？……。」一進診間小婷還沒坐定，焦急的母親一如往常地喋喋絮絮訴說著這些年來的變化。

在我幫小婷做超音波的時候，一襲過肩的長髮，清秀依舊的臉龐，仍然是那雙迷離的眼睛，從以前到現在我沒有看她笑過。

「不用擔心，雖然有腫瘤，不過看起來是良性的，兩邊大約有三四顆，固定來追蹤即可，先不急著開刀。」我等她媽媽好不容易終於停下不說話的時候，趕快跟她們解釋如何處理。在她們要離開診間經過門口的時候，小婷突然回過頭來笑著說：「醫生，謝謝你！」我好像沒看過她這麼燦爛的笑容，我猜那一天對她而言，應該是個微風徐徐天高氣爽的秋天吧！

年輕的眼睛，迷離的眼神，海角天涯，亦復如此。

在有海角七號的台灣，小婷如此，在接近天涯的高原，白馬江措亦是如此。夏季的格爾木因喜馬拉雅山成群的高峰擋住了從印度洋上吹來的溼潤氣流而造成異常的乾旱。乾燥的氣候加上略顯枯燥的專業知識，讓人心浮動的小喇嘛江措趴在桌子上左顧右盼。

「來，你把線穿過針孔，再對著人工皮縫合……。」大喇嘛西力佳日由於接受過初訓，因此對一般的常識還算了解，可是在小組學習的時候，也不一定都是大喇嘛能做得好，有時候還得靠小喇嘛的幫忙。例如，學習縫合傷口的時候，需要將針線穿過針眼，大喇嘛一看到這個場合，毫不猶疑地馬上將針線交給小喇嘛，而小喇嘛也很爭氣地不到五秒鐘就將線穿過針眼了。

為了怕鄉村醫生上課的時候無聊，我們經常用討論疾病相關的問題學習，幾天之後，江措也熟悉我們一對一的教學，我則戲稱這是「密宗」式的教學。在一次的傷口包紮學習，他拿著繃帶繞著佳日的左肩，一圈一圈地將他像綁粽子一樣綁住，而大喇嘛則笑得合不攏嘴，我發現或許這段培訓時間是他們倆相處地最開心的時候。就在那一剎那，彷彿我看到一個新「醫生蛋」（日語未來是醫生的意思）的誕生。

那次培訓後的一個夜晚，夏天青藏高原的屋外，還是有點寒意，屋內微弱的燈光因電力不穩而忽亮忽滅。一個大大穿著藏紅袍的身影出現在走廊的盡頭，右手牽著小小身形高舉的左手，可能是膝關節疼痛之故，大大的身影走得有點步履蹣跚。我很慶幸小喇嘛因為有這麼一個好的長者帶著他，一步一步地度過人生的某一階段，也想像著江措會因為這個培訓計畫而慢慢成長，終有一天，他將成為玉樹州曲瑪萊縣曲瑪河鄉智然寺的當家村醫，能夠為當地牧民盡一份心力。

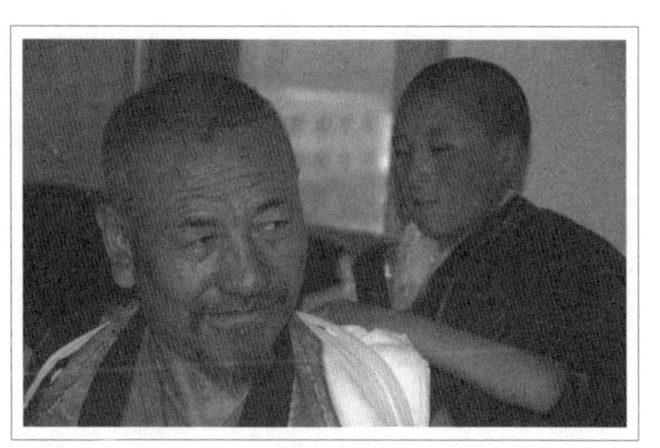

小喇嘛幫大喇嘛像綁粽子一樣地包紮固定

二〇一二年的夏日，微風徐徐吹來，青海湖藍得很地中海，「馬背上醫生」培訓計畫在青海湖展開。

「你好，怎麼這次白馬江措沒來培訓呢？」我坐在面對著湖邊的白石階上問著。

「喔，他因為廟子裡事情多走不開，有很多事情我不在的時候一定要有人做。」剛從小丘下的帳篷慢慢走上小丘上課堂的佳日回答地有點吃力。記得兩年前培訓的時候他還是年輕力壯的，如今斑白的鬢邊，漸少的頭髮，黑白相間的鬍渣，略顯疲憊的倦容，叫人感嘆怎麼這兩年的變化如此地大。倒是一片白色的圍裙在藏紅與金黃僧袍的陪襯下，顯得特別地醒目。

「怎麼今年是白色的？記得上一次還是紅色的僧袍呢！有什麼不同嗎？」我很好奇地問。

「年歲大了，能管的事物也多了，穿白色圍裙的代表掌管的事情也越多。」佳日回答地很含蓄，其實就是在寺廟裡的權力越來越大。他接著說：「現在體力也不行了，要趕快學會你們教的東西，再回去教江措，他現在在廟子裡醫術也越來越進步了，希望能把我所學的交給他。」

「還好呀，怎麼說這種話呢？」我有點擔心他是否有糖尿病或高血壓的疾病，因為在青藏高原的藏族血壓相對來說比較高。

「我知道我的身體一年比一年差，高原上的氣候說不準的，隨時一個暴風雪就可能奪去幾百頭犛牛，人也是牲畜，當然也隨時會有走的可能，所以要先把所學的交給下一代，這樣他們越早接手，就越能幫助寺廟周遭的人……。」

我除了發現西力佳日的白圍裙不是平白而來的，更了解到在這麼酷寒的牧區，他們的一世和我們所認知的一世，有極大的差別，他們對自己的未來的終點是抱持著坦然，接受，甚至是必然的結果，也因為有這種對生命極為尊重的信仰，他們對現世的一點一滴都是非常地珍惜，更鞠躬盡瘁地將自己今生所學教給與他有緣的人，所為無他，只是延續那青藏高原上脆弱平凡的藏族生命。在他要離開的時候，只是安安心心地握著小喇嘛的手，點點頭，笑著圓寂在人類自然生活的極限高度……。

第五章　綠水長流

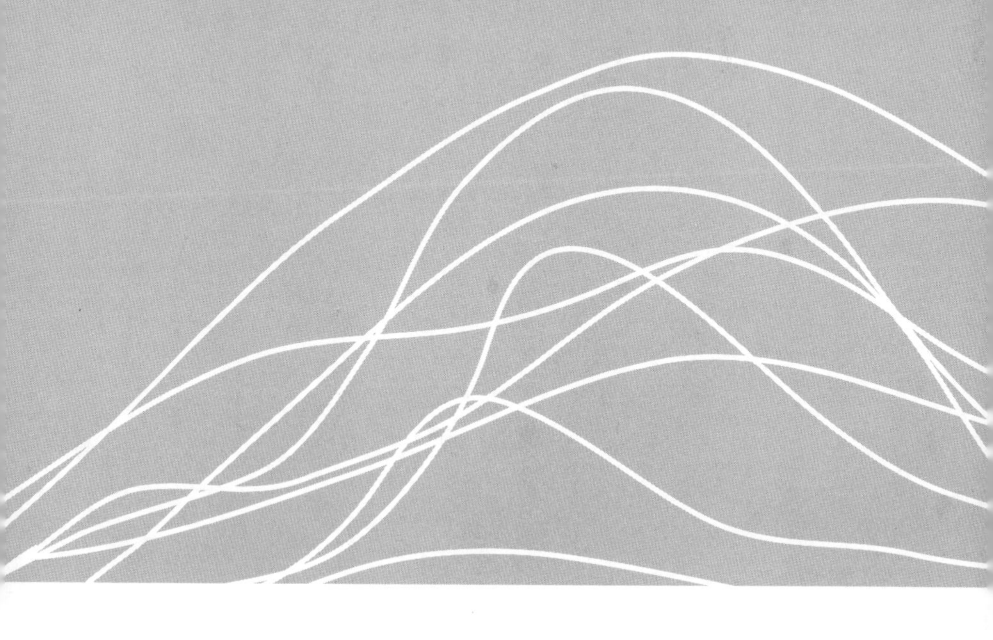

生命有如一條河流吧
儘管曲折
也能迂迂迴迴地流下去
你說
可是如今
卻來到了出海口
眼前煙波浩瀚
無邊無際
……
生活就像一片汪洋
縱使寬闊
也有屬於自己的航道
我說
哪管他無邊無際
何妨一葉輕舟
望盡千帆種種紅塵事
期待他日漸漸靠岸時

卓瑪的孩子

在海拔四千公尺以上的青藏高原
剛開春的時候
兩旁的高山白雪覆頂
一條崎嶇不平的泥土路
殘雪路面因為重車壓過
波……波……波……
緩慢的柴油車聲
車上男子吃力地拽著拖拉機
左顛右擺地往前走
身旁戴著白帽的女子
手扶著即將臨盆的腹部
臉上看不出即將迎接小孩的喜悅
……

他們走了多久？

那不是問題

而是他們還要走多久

才能找到鄉村醫生……？

春寒料峭，乍暖還寒，青藏高原的春天，遲遲不來。四月天裡，海拔五千公尺的高山上，已經擠滿了各地來挖蟲草的牧民。此時，三十三歲的藏族鄉村醫生江措在理塘縣城把一個月份的物資，將新型的小北京吉普車塞得滿滿的，加滿油正要往採蟲草的山上趕去。若趕得及的話，將會為他帶來一筆不少的收入。吉普車上戴著呢帽的江措哼著歌輕輕鬆鬆地行在路上，忽然見到路旁有人揮著紅色的帽子……。

「這邊有個孕婦，快要生產了，不知道可以載她到縣城嗎？」一個藏族老鄉因認識江措而將他攔下。

「沒問題，快上來吧。」江措問了些問題之後，不慌不忙地將車子迴轉過來，並將車子裡的物資搬出空出位子讓那孕婦卓瑪坐上，急忙往縣城趕路，途中，卓瑪因腹痛難忍，數次地倒在身旁焦急異常卻不知所措孩子父親的身上……。

在縣城，經過幾番折騰……，許久。

「她們家人呢？」縣城的醫護人員不疾不徐地對江措說：「她們家人呢？那娃娃已經死囉，啥原因死的我們也不曉得……，只好將他生下了。」

江措急忙地找到孩子的父親用藏語說：「娃娃兩隻腳都出來了，假如有什麼生命危險的話，你可要有心理準備……。」

「……」孩子的父親，無語。

「娃娃已經死囉……，娃娃有希望的話，我們還可以搶救一下，剛剛聽胎心音都沒有了，但是我一個人聽了不算，生下來再說囉……。」醫護人員在桌上一邊寫著記錄，一邊跟孩子的父親解釋病情。

戴著紅帽黃邊的父親低著頭，一句話也沒說，兩手蜷曲脫皮的手指壓在桌上顯得異常地沉重，剎那間，彷彿時間凝結在無語問蒼天的當下。

若說空間可以讓人淡忘回憶，那麼時間卻是可以撫慰人心。

當時間一分一秒地過去，產房裡的大鐘秒針分針交錯輪轉。產房外面孩子的父親坐在椅子上，時而低頭，時而嘆氣。江措將呢帽脫下戴上地來回踱步，卓瑪的家屬拿著厚重的棉被往病房裡走。

「哇！」的一聲嬰兒啼聲，劃破了沉寂已久的寧靜。沒有指責，沒有無奈，只有迎接新生命到來的喜悅。

「好乖喔，你看！」裂著嘴笑得很開心的父親將自己紅色的帽子蓋在母親懷裡輕輕蠕動的嬰兒頭上。

此時，悄悄離開的江措，正開著他滿載物資的小北京往五千公尺高的蟲草基地前進，因為有很多的牧民正等著他呢。

看著由中華藏友會製作、賈斯左（坑坑）執導和工作人員林楚安追蹤近三年的「馬背上醫生」最後彙整成幾個鄉村醫生的紀錄片，渺渺桑煙襯著扣人心弦的藏族音樂，馬蹄一步一腳印地踏過高原的草甸，青藏高原基層醫療計畫一路走來，我們看到了生命與希望。

從青藏高原回到台北，生命的變化依舊多采多姿。

「醫生，如果我接受化療會掉頭髮，那麼化療做完後，頭髮會長出來嗎？」診間一位四十出頭的女士指著頭上髮際問我。

癌症病人在治療過程中最痛苦的莫過於接受化療。噁心、嘔吐、腹瀉、頭暈等不舒服的症狀中，以掉頭髮讓患者心裡承受更大的壓力，尤其是對年輕女性。癌症是失去生長控制的細胞，化療的作用就是殺死或抑制生長的細胞，因此在化療過程，癌症細胞會死亡，相對地，體內正常具有增生能力的組織例如骨髓、腸胃道、指甲或頭髮都會被影響，造成白血球過低、腹瀉、指端病變或掉頭髮。

「我上個月做完全部的化療，原本掉光的頭髮現在已經長出來了，而且以前很多白頭髮，現在全部是黑的，好神奇哦！」回來診間追蹤的病人略帶欣喜地告訴我。

古諺有云，「身體髮膚，受之父母，不敢毀傷。」這是指基因遺傳的延續性，但是頭髮、指甲等每日會增生的東西，當不是化療傷害時，剪掉或是剪短可說是控制生長的方法之一。但是化療是造成髮根細胞的傷害，但不致死亡，所以一旦化療停止，髮根的細胞因含幹細胞的特性，又會開始長出頭髮，重要的是只要人還活著，雖然掉了些頭髮或是腸胃細胞脫落，在這些傷害過後，就會完全復原，而且會因色素細胞的再生而生黑髮。所以說若是在化療過程保持心情的穩定與愉快，或許身體真的會被心情所影響呢。所以說，身體的細微變化常常決定於心理一念之間，或許古諺「發憤忘食，樂以忘憂，不知老之將至云爾」就是最佳的註解。

誰家秋院無風入？何處秋窗無雨聲？
羅衾不奈秋風力，殘漏聲催秋雨急。

《紅樓夢》——林黛玉：秋窗風雨夕

四季之中，每當行過醫院的路旁，最怕就是秋天的時節，因為看著枯黃的樹葉由天上緩緩旋轉而下，頗有「秋風時節多惱人」之嘆！古代騷人墨客總愛吟詠春天的生機、秋日的肅殺，《紅樓夢》中瀟湘妃子林黛玉之〈秋窗風雨夕〉，和李行導演的電影《秋決》不就是最好的例子？

然而，若是微觀地檢視落葉，葉子上乾枯的葉面襯托著紋理分明的葉脈，你會發現這葉子已經不含生命了。但若以宏觀角度看這棵樹，樹枝上的葉子歷經春天發芽、夏日長葉、秋時飄落、冬季雪埋的四季更迭，於隔年夏日之時，在同樣的枝子上還長著新葉呢！而大樹依然是屹立不搖生命是長存的。而這不也是清朝龔自珍的〈己亥雜詩〉之意境麼。

浩蕩離愁白日斜，吟鞭東指即天涯；
落紅不是無情物，化作春泥更護花。

「你去過西藏，你相信活佛轉世？你相信輪迴嗎？」「活佛轉世不是要拿這一世的活佛的東西，例如衣服、法器等給預定下一世靈童來抓嗎？」

很多人都會在有意無意間提到這些問題。

一開始聽到這問題時，我都會想到以前的一位朋友，在她結婚之後幾年，突然接到她的電話。

「你可不可以借我聽診器？」

「什麼？你要聽診器做什麼？我也要用耶！」我好奇的回答。

「哦，是這樣子的，因為我老大下個禮拜週歲，要讓他去拿這些東西……嘿嘿！不好意思。」

後來才知道這是一種中國的傳統習俗叫「抓週」，有點像是中國式的性向測驗。一般在小孩週歲的時候，祭拜後在神壇前準備一個米篩，裡面放幾樣物品，再讓嬰兒坐在米篩中央，讓他任意抓取，用以預測將來命運或會從事的行業。過去抓週用品大多準備書、印章、筆墨、算盤、錢幣、雞腿、豬肉、尺、蔥、芹菜、蒜、稻草、刀劍等，現在則有聽筒，麥克風或是滑鼠等，希望小孩能以後當醫師、歌星或是電腦工程師囉。讓父母準備東西給小孩子抓週，這顯然是希望小孩子做父母無法達到的期望嗎？這當然與活佛轉世靈童的挑選意義不同，前者是這一世的期望讓下一世來完成，後者是利用這儀式來杜眾多長老悠悠之口罷了！

若把人身比大樹，髮膚會老去，人身則無恙。

若把大樹比輪迴，樹葉會凋落，大樹則常在。

達賴傳承十四世，班禪傳承十一世，凋亡的是過去的時代，傳承的則是達賴與班禪，你我又何嘗不是如此呢？

「你去過西藏，你相信活佛轉世？你相信輪迴嗎？」有人問著。

「你沒去過西藏，不必然會相信轉世，但是你相信輪迴嗎？」我總反問著。

看到卓瑪的孩子，一開始被認為是死胎，後來卻又驚奇似地誕生了，真叫人有「似死如生」的感覺，也因為這種醫療知識與醫療環境的不足，更顯得「馬背上醫生」

的培訓計畫的重要性。當今科技已經進入到「好奇號」探索火星的紀元，在執行醫療計畫時半夜看到滿天的星辰，總想起據說「射手座」已經快毀滅了，取而代之的是「蛇夫座」，試想如果這些星子距離我們幾千萬光年的遠，那麼當它們的星光傳到現在讓我們眼睛看到的同時，是否已經毀滅了，我們只是看到他們過去存在的光影訊息罷了。每次一想到這種「古月照今塵」的奇妙感覺，總會起蘇東坡〈前赤壁賦〉中：「寄蜉蝣於天地，渺滄海之一粟……逝者如斯，而未嘗往也；盈虛者如彼，而卒莫消長也。蓋將自其變者而觀之，則天地曾不能以一瞬；自其不變者而觀之，則物於我皆無盡也」之嘆。

安心，放心，寬心——依然美麗

若說「枯籐、老樹、昏鴉」是場景，「斷腸人」是演員，元曲四大家之一的馬致遠，可說是描述遠離家鄉遊子之情的最佳導演，而〈天淨沙．秋思〉是最佳劇本。那麼以「藍天、犛牛、彩虹」為腳本，一望無際的青藏高原，滾滾黃塵由遠而近地出現在一條蜿蜒在天際線上的馬路……。在不平的路邊上，有個人影忽而直立忽而趴下，沿著路面慢慢地往前行，走近之後，發現他身著棉衫手戴棉套，手上還拿著一串念珠，雙膝前帶著兩張牛皮，滿是皺紋的臉上前額有著灰白色的硬繭，嘴上還唸著「嗡、瑪、呢、吧、咪、吽」六字箴言，這一幕描述藏族生活的電影，路上的「朝聖者」無疑是最佳演員。

這種在高原牧區經常會看到的「磕長頭」，是藏族最高的信仰方式。

「桑多老師，為什麼他們要這麼做？」剛開始做青藏高原基層醫療計畫的時候，我問著一起教課的藏族老師。

「那是一種崇拜敬神的方式，經由這種方式，可以排除今世的業障，通過輪迴進入較好的下一世，這麼做他們會有安心的感覺。」

「安心？」什麼是安心？或者什麼是不安心？很難解釋說明。一直到有位從上海來的病人跟我說：「我乳癌開完刀了，可是醫師叫我一定要吃抗荷爾蒙的藥，可是我一吃之後，覺得身體很不舒服，有噁心、頭暈、發熱、晚上睡不好等症狀，更重要的是我覺得皮膚變得很糟，好像失去光澤……，我一定要吃嗎？」她一口氣說了很長的症狀，又加上「可是如果不吃，我又很不安心，怕會復發，要怎麼辦？」

當我還沒看到她，光聽她的聲音，就知道是一個「很女孩」的女孩。三十出頭，有點「ㄉㄧㄚ」的娃娃音，像林志玲一樣，猜想應該是很注重自己的星座的吧。一看之下，果然真的膚質很好，但是表情很緊張，顯示出她心裡的焦慮與不安。

「是這樣的，妳還沒停經，吃待莫西酚的確會造成停經的症狀，妳剛剛講的都是更年期應有的症狀。要過一陣子才會慢慢適應呢。」我初步地跟她解釋一下吃這個藥的副作用。

「可是這樣子的話，我就會變醜，對不對？」她很擔心地提出我肯定卻無法回答的問題。

「它會造成類似停經時女性荷爾蒙降低的情況，當然皮膚會變得比較粗糙，可是體內的女性荷爾蒙還是有的，所以會容易造成子宮內膜的增生，也會增加子宮內膜癌的機會。當然它會減少妳復發的機會喔。」我盡量避免那敏感的字眼，趕快提到這個藥的優點。當然她問了很多相關的問題，從她的眼神我知道她並不滿意我的回答。

「可是如果你不吃的話，妳不會擔心癌症再復發嗎？你不吃不會不安心嗎？」

「那我決定不要吃這個藥了，我寧可美麗而走，不要老醜一生。」

我擔心的事情發生了。我從來沒有聽過這麼明快且決斷的回答，我想是不是我說錯了什麼，讓她如此地堅決放棄治療。為了讓她能夠接受繼續藥物治療，我趕緊提一個過去發生的例子：

「以前有一個病人應該要吃藥來控制癌症復發的，可是她吃了一陣子就放棄用藥，大約三年就在骨頭復發了，所以我還是希望你能繼續服用抗荷爾蒙的藥比較好，你不是也怕復發嗎？」

「嗯，好吧，我再試試看囉，謝謝你。」她勉強地答應。自從那次以後，我再沒有看到她來門診了。這種病人「不遵從醫囑」（Non-compliance）是一個普遍且複雜的臨床課題。西方醫學大師 Hippocrate 曾說：「病人經常在吃藥這問題上說謊」，看來這個問題古今中外皆然。

反過來說，若能早點診斷早點治療，那麼乳癌在現今醫療應該是可以得到很好的照顧與預後的。

「下一位，四十號，x小姐。」診間的護理人員叫著號碼。一邊看著她的切片報告，一邊我正想如何告訴這位面貌姣好的她這個不好的消息……。

「是不是不好的？沒關係，我可以承受的。」她雖然外表柔弱，但是語氣卻很平和與堅定。

「嗯，是的，但是這個乳癌雖然是惡性的，以它的特性來說卻相對地比較沒那麼惡性，也就是說趕快治療那麼預後會比其他的乳癌來得好。」我極盡所能地說明雖然是惡性的腫瘤，可是還是相對來說治療效果比較好的理由，希望她能趕快接受治療，「你有家屬陪著過來嗎？或是找一天你與家屬一起來聽我說明治療的原則與細節。」

兩個月後。

「嗯，只做保留手術傷口沒問題了，不需要做化療，目前也做完放射線治療，前哨淋巴腺沒有轉移，只要固定吃抗荷爾蒙的藥就好了。」當我在解釋服用藥物的副作用之時，我看著那除了兩個小傷口外，一如往常的乳房外觀，我想起那位上海來的小姐，很怕這位會像上海來的小姐一樣因為愛美而放棄治療。沒想到她一口答應而且還說會固定三個月來追蹤。三個月也就是一季，花開花落，風起雲飄，聽著季風吹起，看著春櫻花開，三個月倏忽就過，但對一位乳癌病人，兩年內三個月來追蹤一次是多麼煎熬的日子，煎熬的不是那三個月的時間，而是那要來檢查的那幾個禮拜，失眠、焦慮、沮喪、無奈等等的情緒，糾結在那無語問蒼天的夜晚……。

「最近怎麼樣了？有沒有不舒服？」我望著依然打扮地乾乾淨淨的她問著，「皮膚的變化可以用些乳液保養，但是不要有維他命E的乳液，因為我們的研究顯示維他命E也會促進乳癌細胞的增生。」

「沒有問題的，我聽你的建議多運動，我每天都游泳所以沒什麼不舒服。」她還是保持著淺淺的笑容。

兩年後。

「目前檢查的結果都很好，可是藥物還是要吃滿五年，你要當自己是正常人，過正常的生活，不需要吃些所謂的保健食品，別人若給你建議要吃什麼，妳就拿來門診我幫你看一下，沒關係的。」在我幫她看報告的時候，我發現似乎這個藥物在她身上並沒有產生很大的作用，在我懷疑這個藥物的作用或是病人的「遵囑性」的時候，她說了：「我的藥還有幾天，是不是今天可以拿？」

她的一句鏗鏘擲地有聲的話語，讓我羞愧地無地自容，但是她的表現真的讓我覺得她不是病人，她是病人的驕傲。

每年上到青藏高原，除了高山反應之外，最痛苦的莫過於在高山下睡帳篷過夜。雖說是夏天，但是高山的夜晚，溫度還是可以到攝氏十度以下，冷風於帳篷下的空隙灌入，就算是窩在厚厚的睡袋裡整隻腳也都是冰的，膝蓋都痠到不行。那時候才體會到老人家說「關節痠痛」很痛苦，是一種折磨。

說到「折磨」，若上天有好生之德，祂應該不會創造出「骨頭轉移」的字眼。

骨頭轉移可說是乳癌病人復發的症狀之一。一而再、再而三地痠痛由骨裡面鑽出，摸也摸不到，搆也搆不著，有苦難言。問題是只有骨頭轉移的病人，比起有內臟轉移的病人，其存活時間會更長，也就是說患者受到的折磨會更久更長！

「好了，已經吃藥四年半，再吃半年就可以停藥，這次門診還要做些檢查喔。」對於那些吃藥的準畢業生都會給予加油性的鼓勵。

「可是最近幾個禮拜，總覺得左邊臀部會很痠，前一陣子還去中醫推拿了一下。」又說：「只要變天的前一天就感覺到了，非常非常地痠，那種痠痛陣陣地鑽到骨頭裡面，摸也摸不到真的很痛苦，隔天真的就變天，還真的很準呢！我可以去當氣象轉播員囉。」吃了待莫西酚回來追蹤的病人手扶著左大腿告訴我。聽完她的描述，直覺告訴我：「是不是骨頭轉移了？」

在經過一系列的檢查，真的是骨頭轉移！有不少病人應該吃完五年就可以停藥的，但確實有些病人都是在四年多到五年之間復發，是不是與待莫西酚的抗藥性有關還有待探討。

要不是在青藏高原深深感受到那種冷到刺入骨裡的痠痛，可能也無法體會她那種無以言喻骨頭轉移的痛苦，若能感受到病人的痛苦，我相信每位醫生都會「將心比心」地盡量想辦法幫助病人解決其切身的問題。

「看起來是骨頭轉移，可能與藥物抗藥性有關，但是值得慶幸的是目前的轉移部位好像只有一個地方，嗯，就是這個左邊骨盆腔的骨頭裡面，如果要處理的話，還需要轉到骨科那裡看能否治療。我幫你介紹一位骨科醫師，很有經驗人也很好。」我指著電腦螢幕上的片子告訴她及家屬。

「你看該怎麼做，我們就怎麼做，是否要去看骨科？哪位醫生呢？」她先生在旁邊一邊安慰著她，一邊說著。

在跟她解釋完之後，看著他們的背影離開診間，有一股想生氣卻又極度無奈的感覺襲上心頭，想生氣的是她都那麼聽話地服用抗荷爾蒙藥物，從不抱怨什麼，又很固定地回來追蹤，感覺上他們夫妻是那麼地一體，互相相依為命，又是那麼地和善的一對，為什麼在快停藥的時候復發呢？無奈的是身為醫生的我們又不能做什麼，能夠對阻止復發有任何作用。唉！

往後的幾個月，只能盡力地幫她安排會診與檢查。在某一天的下午，突然接到她的電話：「我要住院了，大概明天或後天開刀，說是要換那個……什麼我也說不出來，只是跟你說一下，我先生說可不可以跟你談一下。」結果當然是可以囉。在她剛開完刀接受了轉移部位的廣泛性切除及左側髖部的人工關節置換術的幾天，我去看她的時候，已經可以下床也很快就出院了。

幾個月後，在診間看到那熟悉兩個人的身影與笑容。「我真的可以當氣象員了，上禮拜整個禮拜天氣都很好，可是前天我就跟我先生說天氣要變了，結果真的昨天就下雨囉，我真的可以當氣象預報員囉。」望著她不用拐杖一步一步慢慢地走，好像已經忘了那種椎心刺骨的疼痛，我突然覺得上天對她好好喔，不僅賜予她一顆堅強樂觀的心，也賜予她不離不棄堅持相守的伴侶，我希望上天能夠賜予我力量繼續支持她、治癒她……。

類似這樣的夫妻，記憶中在過去好像不多見，甚至在乳房保留手術發展之前，大部分的乳癌病患都是接受乳房全切除，因此造成心理或生理上極大的創傷。在過去的門診經驗有不少病患因自己或是家人無法承受這種巨大的壓力而離婚。相反地，約在十幾年前，有一對可說是天造地設的組合，男孩是高高帥帥的上班族，女的永遠是一身OL裝扮，優雅美麗。在剛認識他們的時候，是女孩在很年輕的時候得乳癌，經過手術後必須服用抗荷爾蒙治療。也就是在那些年後，男的因為腸胃道經常不舒服而斷斷續續地看門診，大概是太忙了漸漸地也無法固定回診，終於在一年的春節大年初二，終於無法忍受疼痛劇烈嘔吐來到急診，經過診斷後，接受了胃及十二指腸的手術才解決了問題，那段時間，女孩忙進忙出醫院，在病房裡因為一個柔弱的女孩要幫一個大男生翻身，還要攙扶著才能做一些一般生活的瑣碎事務，真的不是那麼容易。幾個星期下來，清秀的臉龐已經有著疲累所留下來的痕跡，但是一點都看不出來她是接受過乳癌手術，還吃抗荷爾蒙藥的病人呢。

「春花秋月何時了，往事知多少……」這段往事就在女孩的固定追蹤檢查中，漸漸地被淡忘了。

有一天……。

「如果海會說話，如果風愛上砂，如果有些想念遺忘在漫長的長假，我會聆聽浪花讓風吹過頭髮，任記憶裡的愛情在時間潮汐裡喧譁……」手機裡的來電答鈴響起，在一個非假日的午後。

「不好意思，我內人因為下腹不舒服而且有出血的傾向，現在在急診室，我能請教你些問題嗎？」男孩的聲音一如往常地紳士有禮貌。

有句諺語：「福無雙至，禍不單行。」可說應驗在有兩個癌症的病人身上。一個人終其一生得到一種癌症已經運氣不算好了，更何況得了兩個癌症，甚至有三個癌症……。經過一系列的檢查，證實了這位女孩又得了子宮內膜癌，必須要動手術。

「我如果接受這手術，會有什麼問題？若不開刀會有什麼後果？乳癌的治療還繼續嗎？」她有點焦急地問著。

「如果在很早期手術切除子宮，沒有轉移到淋巴腺或其他器官，那預後應該很好的，就像一般人因為子宮肌瘤拿掉子宮一樣，但還是要等病理報告才能知道。」我期待著那病理報告是沒有轉移到其他部位，接著說：「乳癌的治療等你手術後全部告一段落我們再討論，或許根本沒有繼續治療的必要呢，因為妳的乳癌是相對治療結果比較好的。」

如何能在罹患癌症的時候，能夠坦然面對，爭取最佳的時機接受治療，的確是很不容易的事，在面對癌症復發或是罹患第二個癌症，能夠及時診斷與治療，而不延誤治療的時機，更是難能可貴。安心是一種感覺，當你在夜闌人靜的時候不會因為一個決定而睡不著就是「安心」，你會知道這個決定是會讓你不再徬徨。放心是一種放手的感覺，畢竟有捨有得，在你做最後決定的剎那，那是一種放下的心態。而寬心是一種經過內心沉澱過的積極態度。例如決定吃抗荷爾蒙藥而晚上不會擔心復發是「安心」，能夠將癌症放下認為自己是正常人而過正常的生活是「放心」，若能在得了癌症不僅面對自己的人生也積極地幫助其他人那就是「寬心」了。藏族牧民與犛牛相依為命，在生活中他們得到安心，牧民藉著磕長頭在他們追尋下一世的福報時，已經在現世中得到放心，在現世中他們尊敬神佛已經徹底地寬心。

隔幾天，我經過病房護理站看到病床邊，剛開完刀的女孩右手點滴架，左手扶著那頭髮已經斑白彎著腰的男孩的肩膀，嘗試著從床上下來……。我悄悄地走到她的床頭，看著他們，在我眼中他們依然是十幾、二十年前的那對金童玉女，未曾變過。

綠水長流

「君不見黃河之水天上來，奔流到海不復回？」詩人李白這首〈將進酒〉的詩句，可能是最能描述在藏區河流的深遠意義。

青藏高原基層醫療計畫從二〇〇九年轉到青海玉樹藏族自治州，三江源頭的牧民醫療照護及醫療環保成為馬背上醫生的主要任務。三江源地區位於中國的西部、青藏高原的腹地、青海省南部，為長江、黃河和瀾滄江的源頭匯水區。平均海拔四千六百公尺，有昂拉、多秀、措池、勒池四個鄉，牧民居住分散，生活條件艱苦，氣候十分惡劣，是典型的邊遠貧窮的少數民族集中區。現有人口五十五萬六千人，其中藏族人口占九成以上。三江源區地域遼闊、河流密布，湖泊沼澤眾多，雪山冰川廣布，是世界上海拔最高、面積最大、溼地類型最豐富的地區，素有「江河源」、「亞洲水塔」之稱。面積按流域分為：黃河源區面積十六萬七千平方公里，占三江源地區總面積的百分之四十六；長江源區面積十五萬九千平方公里，占百分之四十四；瀾滄江源區面積三萬七千平方公里，占百分之十。長江總水量的百分之二十五，黃河總水量的百分之四十九，和瀾滄江總水量的百分之十五都來自於三江源地區。其中曲麻河鄉位於曲麻萊縣境西部，距縣府駐地一百六十八公里，離可可西里無人區八十六公里，是青海省海拔最高、醫療條件最差的邊緣鄉村之一。由於地廣人稀，三江源的牧民們依然有「缺醫少藥」的困境。除此之外，由於交通的改善與便利，三江源地區與進入此區的主要聯外樞紐城市——格爾木市因地利之便，使得商業文明的入侵比其他地區來得快速。近年來曾發現偽造及過期的飲食及日用商品充斥於各鄉村牧區，多種和生活、醫療有關的垃圾遍及於全村及水源區，加上濫用抗生素和一次丟棄性醫療用品使用的氾濫，使得長江、黃河、瀾滄江的水源源頭受到極大的汙染與威脅。「馬背上醫生」計畫希望能藉由鄉村醫生的複訓，給予鄉村醫生正確先進的醫療知識與設備，並經由進一步鄉村醫生的培訓，加強牧民個人衛生、社區衛生與公共衛生的教育，並輔導牧民及村醫減少醫療垃圾及一次性丟棄廢棄物的使用，達到改善三江源藏族牧民的醫療環境與維護生態環境的主要目標。

「你看，這裡就是星星海，也有人叫星宿海。」三江源環境保護協會的工作人員，也是「馬背上醫生」培訓計畫的主要聯絡人「歐要才仁」，載著我一早由青海湖沿著唐簹古道經日月山、倒淌河，進入果洛藏族自治州的瑪多縣，打算經過黃河源頭，到玉樹州的玉樹縣城。車子一過要往黃河源頭紮陵湖和鄂陵湖的岔路，歐要指著路旁的標示說著。

「星宿海？」這個有點陌生又很熟悉的名字，依稀中好像小時候在武俠小說中看到，那時候男主角因無法橫越廣大的沙漠而坐困愁城，最後以人體形成「大」字型緊抓著很大的風箏骨架，趁著強大風勢終於渡過有如人間煉獄的沙漠。「過了沙漠，前面就是星宿海……」小時候對星宿海的記憶也停在這裡了。試著追尋小說或記憶裡的軌跡，也只能有金庸《天龍八部》的星宿海老怪和現今五月天「星星海」演唱會的片段。

「星星海」這個聽起來很浪漫的名詞，實際上卻是很險惡的地形，二〇一二年由這裡上到玉樹州，又是頭痛異常，又是水土不服腹瀉不止，前半段沙漠般的氣候，加上後半段通過江河源頭的高山反應，讓這一天走八百多公里歷經亞熱帶、溫帶和寒帶的訪視鄉村醫生行程，竟有如人間煉獄一般，不堪回想。

星星海名字的由來，乃是江河源頭在傍晚時分反映著天空的顏色，有如美麗的夜空星海而得名。在這塊大部分黃河源區溼地，有主要的鄂陵湖溼地和紮陵湖溼地，又稱「黃河源頭姊妹湖」，富含水草茂盛的高原草。東邊的星星海依序為上星星海、中星星海、下星星海，有如姑娘頭頂的蝴蝶結點綴在黃河源沿岸。瑪多縣是黃河從發源地流出以後經過的第一個縣，河水行進至此，因地勢平緩河面驟然開展，流速變緩形成大片沼澤和星羅棋布的湖泊，全縣二萬五千二百五十三平方公里的區域內就有大小湖泊四千零七十七個，所以瑪多縣被譽為黃河之源，千湖之縣，格薩爾賽馬稱王之地。

越野車沿著黃河的源頭一直往上開，筆直的公路加上高山反應讓人昏昏欲睡，更讓人想起當年去西藏阿里地區轉「岡仁波齊」神山的時光。

二〇〇二年，那一年是馬年，也是傳說中釋迦摩尼的本命年，因為祂屬馬。在佛教徒的心中，尤其是藏傳佛教（又稱喇嘛教），認為能夠在馬年去轉世界中心的須彌山「岡仁波齊」，就能夠化解十八輩子的業障。岡仁波齊，藏語叫 Kang Rinpoche，英文為 Kailash。是亞洲許多國家重要河流的發源地，也是佛教、印度教、岐那教及苯教的最高信仰中心，是地球上數億人心中永遠的須彌山。這些影響世界文化的發源地包括了象泉河、獅泉河、馬泉河及孔雀河。以岡仁波齊為中心，東南邊的河流，藏語「當卻藏布」，又叫馬泉河，源於形似駿馬嗚嘶的口中噴流直下而得此名。自薩嘎開始稱之為「雅魯藏布江」，其實「布」本身就有河流的意思，因此應該叫做「雅魯藏布」即可。雅魯藏布是「高山流下的雪水」，是世界海拔最高的大河，也是中國坡降最陡的大河，在藏東向南急彎形成雅魯藏布大峽谷為世界第一大峽谷。下游稱布拉馬普特拉河，流經中國、印度和孟加拉三國，被藏族視為「搖籃」和「母親河」。西邊的河流，藏語「朗欽藏布」，又叫象泉河，是西藏自治區阿里地區最主要的河流，其下游是印度河最大支流薩特累季河。南邊河流，藏語「馬甲藏布」，又叫孔雀河，其下游是印度的恆河。北邊河流，藏語「森格藏布」，又叫獅泉河，從源頭西流至門士橫切阿伊拉日居，最後穿越喜馬拉雅山後流入印度河。

其實，不管黃河源頭或是岡仁波齊附

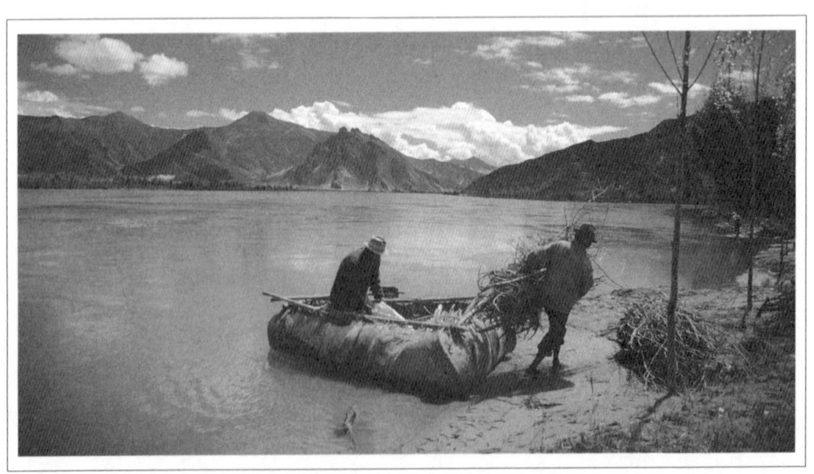

雅魯藏布（江）的羊皮筏

近的冰川源頭，都有一個特色，就是巍巍雪山流下來的雪水，經過高原草甸時，就像隱形在一片無人眷顧的荒原，若不是蹲下來仔細查看，恐怕還看不到那潺潺的流水蜿蜒在一塊塊長滿苔蘚的草甸間。隨著海拔越來越低，匯聚的雪水形成一灘一灘的溼地，細水波紋粼粼，在夜光下有若滿天的星子，點綴在絲緞般銀河的兩旁，美麗浪漫「星宿海」的名稱果然是其來有自。

「哞、哞……」帳篷外的犛牛聲吵醒了剛剛才入眠的我，遠處傳來的藏獒聲劃破了清晨的寧靜。正要走出帳篷的時候，發現帳外的野草因為夜裡氣溫較低覆蓋了一層白色結晶的霜降，在微露的晨曦照射下，顯得特別地晶瑩剔透。高原上的早晨

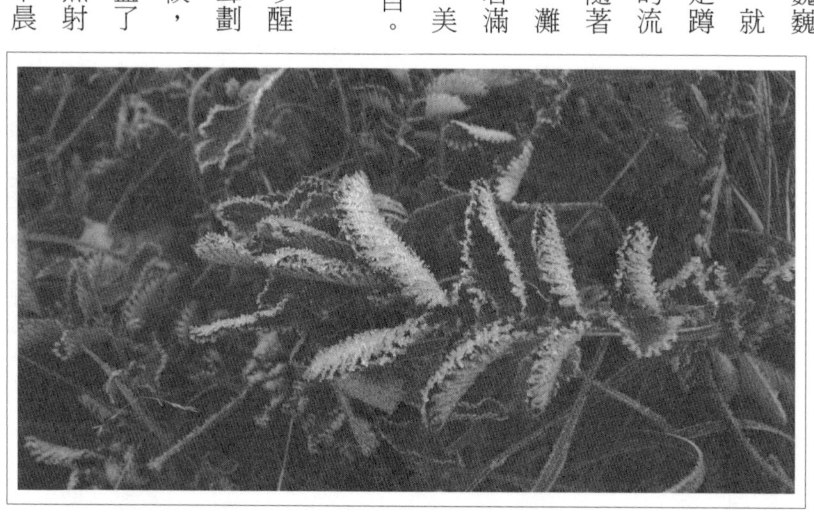

高原清晨葉上的霜降冰晶

特別地清冷，穿上登山鞋踏過溼透的草甸來到溪邊準備漱洗，剛蹲下來的時候，竟發現清澈的溪水中有小指大的魚穿梭在石縫與草堆間，隨手撥弄著溪水尋找那傳說中高原上的「無鱗魚」，「哇！怎麼這麼冰？好冷唷。」心想這些小魚活在這麼高寒的地方竟有這麼強的生命力。

「這麼早起？在看些什麼？好像在找什麼？」清晨的薄霧中，小鈴鐺清脆的聲音有點嚇到正低頭尋找溪水中小魚的我。

「嗯！昨晚睡得不好，所以先起來活動一下。剛剛好像看到這水裡有魚，聽說高原上的魚都是無鱗魚，是嗎？」。

「對呀，這裡的魚很多，只要拿一點麵包屑丟下去，就會很多魚游過來的。」小鈴鐺說得很開心，彷彿她自己餵過這些魚，「奶奶還說這些魚和這河水一樣都是神聖的，連旁邊的雪山也都是庇祐我們的。」她說話的時候手還比著身後遠方的雪山。

我沿著她比的方向看到遠方雄偉的雪山，想像著初融的雪水由高而低沖刷成涓細的小溪，在這廣大的草甸中就像生命的終結消失地無影無蹤，卻又在高原下漸漸匯聚，最後成為孕育亞洲古文明的大江大河，這種「似死如生」堅強生命力的感覺，在青藏高原上比比皆是。

「問你一個問題喔，你能想像在黃河或是長江的源頭是什麼景象麼？」我突然想到一個腦筋急轉彎，想考考小鈴鐺。

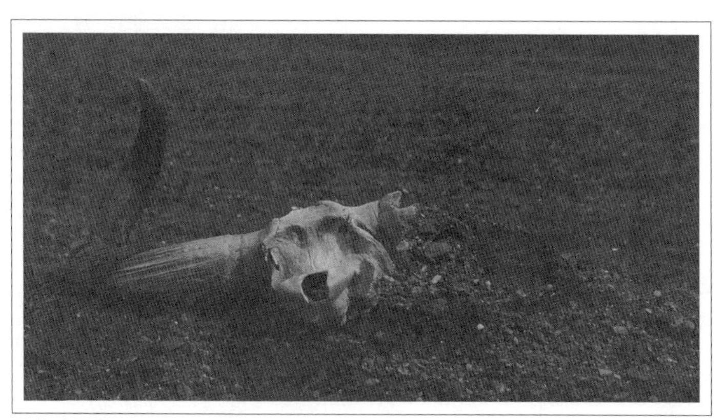

野犛牛頭骨

「嗯嗯，我想應該是有冰川吧，記得以前好像在黃河源頭那裡可以看到犛牛頭骨，還有兩隻大大的角呢！是不是這個答案？」

「哎喲，不是這樣的啦！妳想想看，如果你千辛萬苦地翻山越嶺，渡過大江大水，橫越萬年冰封的凍原來到源頭，結果……」。

「怎樣？是怎樣的景色？」小鈴鐺迫不及待瞬大著眼問著。

「沒有啦，或許歷經了這麼辛苦的路程來到聖水的源頭，發現山頂上有一個舊舊的水龍頭，而冰冷的水在出口的地方形成半橢圓形的水珠，慢慢地越來越鼓，越來越鼓……，最後終於滴到雪地上……」我假裝很辛苦地描述著源頭的景色。

「喔，是醬子的？」小鈴鐺臉露不悅的表情，淡淡地說了些話，最後是哪些話我也聽不清楚，好像是「該去吃飯了，這裡好像有點冷……。」

在走回帳篷的途中，我發現手腳真的凍僵了，想想剛剛的情景真讓人啞然失笑。

記得第一次來到青藏高原，就因為看到美麗的彩虹和感受到牧民的強韌生命力，而稱高原上的藏族為「彩虹下的牧民」。雖然堅強生命力的感覺，在青藏高原上比比皆是；但是一直想回頭發掘在台灣、平地上的我們，是否也有著相同「似死如生」的生命力。

「我是乳癌患者，請你告訴我，我是不是沒有希望了……。」頭髮有點凌亂的小美哽咽的語氣，凍結了台北門診診間的氣氛。

我看了電子病歷發現是第一期的乳癌，這對癌症病人來說，應該是很好的訊息。記得十幾年前，大多數的乳癌就診時已經是第二期了，想當然耳，化學藥物治療（化療）是必然的治療手段。可是隨著科技的快速發展，現代醫療的進展已經不可同日而語。乳癌診斷的提早，專科治療的標準化與人性化，使得現代乳癌的治療已可針對個人化治療，達到減少復發延長存活率的境界了。

「不用擔心，妳的治療應該效果很好的，不要放棄。」我嘗試著放鬆她緊張的心情，「以妳的第一期乳癌，還算早期，而且荷爾蒙受體是陽性，致癌基因 HER2 是陰性，所以不用標靶藥物治療，也不一定要做化療，只要做乳房部分切除，加上前哨淋巴腺的取樣，若沒有轉移，手術後只要加做約五週的放射線治療做局部控制，然後吃五年抗荷爾蒙的藥物，就像治療糖尿病、高血壓等慢性病一樣，所以說癌症就像慢性病一樣，只要遵循治療的原則，效果都很好的。」

「真的不用化療？」小美聽完一長串的解說，只問了一句。

「對」，在我看完她癌症的特性資料時說，「恭喜妳，雖然妳很不幸得到乳癌，但因為妳的腫瘤惡性度是最低的，所以相對其他人來說，妳的乳癌治療效果應該很好，也不一定要做化療。」趁著她開始放鬆的時候，我馬上接著說：「事實上，未來乳癌治療趨勢，因為放射線治療的進展，已經可以將術後五週的時間，經由手術當中做八分鐘的放射線治療就能完成。如此一來，在可見的未來幾年，可能乳癌病人經診斷後，不需住院，只要花半天的時間，就能連手術切除腫瘤，前哨淋巴腺取樣，放射線治療等一次解決。剩下的就像控制血壓、控制糖尿病一樣，只要吃抗荷爾蒙藥就能控制癌症的復發，妳還是可以回到正常工作與做自己喜歡做的事。」

「真的是這樣嗎？奇怪，我還沒進來的時候，覺得未來是沒有希望的，怎麼聽你說完，好像癌症也沒那麼可怕。」

看著她眼睛越來越亮，我發現她有戴虹膜放大片，應該是很時髦的女孩。在安排好治療的流程後，她離開診間的時候，腳步是輕盈的。

兩週後，她回到門診，表情不再那麼緊張。手術後的結果跟預期的一樣，所以就很快地決定往後治療方針。「我什麼時候能夠出國？」頭髮紮起來的她，比較清爽有精神，這次，她還是戴虹膜放大片，只不過是——「咖啡色」的。後來問了一下，才知道那是虹膜放大片而不是瞳孔放大片，因為瞳孔放大就沒救了……。

不知怎麼地，我在回到台北的門診診間裡，依然感受到那種在廣大高原草甸中，無聲無息的雪水，卻在這裡蓄積成涓流，在他處奔放如洪水，當看到病人有如重生的喜悅，竟然有「似死如生」這種強韌生命力的感覺，那種原本在青藏高原才能體會到的感受，在面對病人時，也真真實實確切地存在著。

青藏高原的呼喚

今年的深秋，台北氣候宜人，偶爾的秋老虎反而讓氣溫合宜舒適地有點奢侈，反倒是突來的一場猛爆初雪，在北京近郊的長城凍死了三名遊客。以前從不知道下雪會凍死人的，總以為電話裡友人遠從國外打了電話過來說：「紐約下雪了……。」想像著電影裡聖誕節前後的淨白雪地，一閃一閃的昏黃燈光，屋子裡壁爐邊的家人……，是多麼地浪漫呀！哪裡知道一場颶風「珊迪」也在美東造成像電影《明天過後》的慘狀。

二〇〇二年，是馬年，也是釋迦摩尼的本命年，很多佛教、喇嘛教、印度教等教徒認為能夠在馬年去轉世界中心的須彌山「岡仁波齊」，就能夠化解十八輩子的業障。那一年，「馬背上醫生」基層醫療計畫因為台灣的熱心朋友主動地提供援手而延續下去，我們也為了恭逢其盛到「崗仁波齊」神山去轉了一回，可沒想到那一回轉山之路，卻是差點走上西天的一趟路，主要的原因，也是來自於一場未可預期的暴風雪。

十幾年來的春夏秋冬，四季更迭，理塘縣毛啞壩上草兒綠了又枯，枯了又綠；冰川下的湖面藍了又白，白了又藍；青藏高原的時序，似乎未曾為這片大地上的牧民而稍有停歇。

「阿克登增，您最近好嗎？理塘縣的牧民老鄉還可以嗎？」為了籌措二〇一三年玉樹州基層醫療計畫的經費，我特別打了電話給甘孜州理塘縣長青春科爾寺的大總管阿克登增，希望寺廟能夠幫我們製造甘露丸和吉祥結，經廟子高僧加持開光後，讓我們能與善心人士結緣。

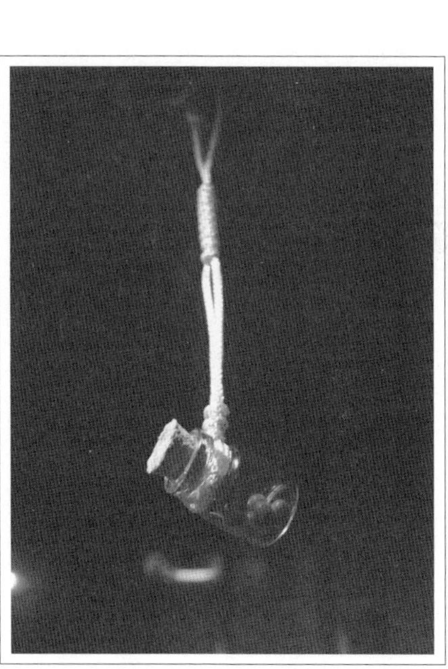

吉祥結與甘露丸

吉祥結，有「萬字不斷」一說，是佛教象徵「卍」的圖案，「卍」字織成了盤曲環繞、沒有開端也沒有結尾的圖案，象徵佛法的無盡迴轉。甘露丸則經由寺廟精心製作，加上活佛的唸咒加持，心若虔誠經由口服可清淨此生之身、口、意的不淨，也可去除疾病，使之不受一切惡疾之侵擾。

三個月後，與阿克登增約好在成都拿吉祥結與甘露丸，我也準備了幫長青春科爾寺製作的釋迦摩尼佛的徽章，讓他們開過光後，可以給藏區的牧民當做護身符，阿克登增一直說他們做過好幾回，只有我們台灣做的品質比較好，牧民都很喜歡呢。

若是沒有去過西藏，在成都的西藏飯店，倒是能有在西藏地區的感受，不只是飯店裡收藏了許許多多珍貴的西藏文物，例如老唐卡、綠松石、天珠、瑪瑙、藏毯、刺繡及書籍等連西藏當地都無法看得到的稀世珍寶，也因為我們從十八年前開始作青藏高原基層醫療計畫的時候，只要來到成都都會以這裡為出發點基地，也是以這裡為要回台北前的最後一站。想像能夠在高原上幾個禮拜沒有好好沖洗的頭髮，能夠在這裡一天洗兩次，又能睡到自然醒不會有高山反應，真是一大享受呢。

「你住在西藏飯店？好，我等下過來。」手機裡傳來長青春科爾寺的活佛「洛戎曲批」的聲音。因為他剛好在成都談事情，隔天要回理塘，所以要將吉祥結和甘露丸交給我，也將我從台灣帶過去的佛像徽章拿回廟子裡開光。

「嗨，你好，最近鄉村醫生的情況如何？比以前的時候好一點嗎？」雖然我們已經不在甘孜州理塘縣做計畫，還是很關心那些曾經與我們相處很久的村醫與牧民。

「他們都很好，你們走後鄉村醫生和牧民老鄉都還是很想念你們，你們過去付出很多，都在這裡得到回報，政府接手後，對這塊地方的重視還是比較好的。真的很謝謝你們那些年的支持與幫助，現在牧民的生活比以前好很多了。今年的壩子上特別好看，雨水多，草長得好，犛牛也特別多特別大，你還沒看過廟子裡的大佛吧？三年前開始重修廟子，現在已經快完工了，明天上來理塘一趟吧。」高碩壯大的康巴曲批活佛親切地說著壩子上的一切，好像在跟一個離鄉已久的遊子訴說著家鄉的情景。「毛啞壩上曲登的風還是很大，自從你們拍了那張曲登上的彩虹，後來就很少看到這麼好看的照片了。」曲批活佛還是那樣地親切自然。

毛啞壩上曲登的風很大，吹得五色經幡劈啪作響，吹得小鈴鐺心緒不寧。「曲登」是白塔的藏語，本來以為那地方是曲登鄉，所以有個叫曲登的白塔，後來才知道因為這裡有個曲登（白塔），所以叫做曲登鄉。記得很久以前小鈴鐺的奶奶帶著小鈴鐺來到曲登，並告訴小鈴鐺：「那是曲登，裡面有很多經文，是為我們祈福的。當風很大的時候，風吹著曲登是為你唸經喔……」奶奶抬起手，好像讓風吹著，嘴裡卻唸唸有辭。現在小鈴鐺長大了，當了鄉村醫生，有很多藏族小孩都喜歡跟著她到處看病人。

「奶奶現在身體越來越不行了，乳房的腫瘤因為沒有治療就越來越大，最近咳嗽比較厲害，晚上都咳個不停……。」電話中小鈴鐺的聲音描述著三年前她奶奶胸部腫瘤的轉變，聽起來倒是沒有很焦慮不安的情緒，這讓我有點擔心與好奇。

「奶奶會很不舒服嗎？是不是該有點心理準備……？」我希望能藉著說話緩和她的無助。

「倒不會，奶奶說，她知道自己時間快到了，要我不用擔心，這半年來她已經開始準備，很多事情都交代好了。我只是盡量照顧她的胸部傷口。我們有空都會到廟子裡或是壩子上曲登那裡轉轉，那是她從小就在那裡的地方。」小鈴鐺的口氣比起三年前一開始知道奶奶病情時的焦急不安，多了些了解何去何從的鎮定與安詳。

掛上電話，腦海中竟兀自浮起青蔥的綠色大地上的曲登，奶奶牽著還小的小鈴鐺繞著曲登走，佝僂的身軀，步履蹣跚地一步一步地走過崎嶇不平的草壩，遇到大風捲起身旁的經幡，奶奶抬起手，好像讓風吹著，嘴裡卻唸唸有辭的景象。

不管在何時何地，每當看到藍天、白雲與僧人的藏紅，都會想起青藏高原的一草一木、一景一物的種種。每當看到風塵僕僕來診間看病的病人，都會如同高原上的牧民一樣，想起他們的每一段經歷與故事，也會想起小鈴鐺曾經說過的：「我是平凡人，希望能夠很平凡地去做些很平凡的事，讓我這輩子做的每一件事都是以後想起來會笑的事。」

數年或數十年之後，在久未見的毛啞壩上曲登旁，「咚」、「咚」、「咚」的鼓聲，配合著「嗡」、「嗡」的唸咒聲，風兒吹起，法幢飄曳，藍天白雲之下，神山聖湖之邊，壩子上曲登的經幡四下飛揚，燒柏枝的炊煙裊裊升起，群鷹振翅翱翔，犛牛豎耳而聽……。風大吹得五色經幡劈啪作響，彷彿我看到一群孩子圍在一個女孩身旁，而那女孩伸起手，讓風吹著，嘴裡卻唸唸有詞。我知道，「風在為你唸經」。

全文完

致謝

- 青海省三江源環境自然保護協會：扎西多杰，歐要才仁，劉盈。
- 甘孜州衛生局、理塘、巴塘、雅江、鄉城、稻城、德榮縣衛生局局長與局裡工作人員。
- 計畫創始人：王志宏。
- 計畫工作人員：鄧珠、賈斯左（坑坑）、林楚安、郭莉臻、蔡碧珠、肖斌、伍萍、羅勇、張帆、李旭。
- 中華藏友會理事長：辛智秀、陳鶴松、張國富。
- 中華藏友會工作人員：施啟智、謝佳勳、黎美蓮、劉正勝、魏淑貞、洪美惠、李淑娟、楊慰芬、李志勳、葉淑芬、林臣英、戴敏雪、吳昭榕、汪佩、胡瑞、呂淑媛、張國富、王文茜、梁玉芳、辛麗津、王慧如、劉縈燕、陳怡卉、姜靜紅、陳翠英、邱賢陽、劉鋆、邵世光。
- 陽明大學公衛所周碧瑟教授：問卷的設計與分析。
- 陽明大學傳統醫藥研究所碩士：呂盈葦。

• 台北榮總一般外科：戴玲真。
• 辛師姐朋友英華會
• 網站設計與維護：廖先生、趙誠信。

我們要如何面對癌症的整合醫療

一、什麼叫做癌症的整合醫療？

癌症的整合醫療，乃是病人在現代醫學的治療方針下，輔以補充另類療法來改善或緩解因治療所產生的症狀，包括生理或心理上的不適。根據國際的定義，將不是西方醫學的非慣用醫療，也沒有在法規或教育制度規範下的療法，統稱「補充及另類療法」（complementary & alternative medicine, CAM），包含了五大部分——

1另類療法：泛指有理論基礎與中心思想的醫療系統，例如傳統中醫學、同質療法、印度醫學或藏醫等。

2身心醫學：例如意象療法及催眠等。

3生物性療法：例如草藥、天然物、芳香療法、健康食品、維他命等。

4肢體操作療法：例如整脊。

5能量醫學療法：包括氣功、靈療等。

相較於西方醫學以治病為主的觀念，整合醫療的目的則著重於病人在面對疾病時身心靈上的恢復與健康。本書裡所提到的藏香（芳香療法）、曼陀羅（正念冥想）、靈芝或石蟲草（草藥）、民俗療法等，都是補充另類療法的一種。

二、歐美與中國大陸的整合醫學

由於網路資訊的快速進展，病患經常一被診斷為癌症的時候，幾乎馬上上網查詢癌症治療的相關資訊。一般而言，在網路上看到國外網站的時候，會有健康或保健食品的介紹，那是因為在美國的補充另類療法以健康食品、禱告、自然療法、音樂治療、能量醫學等為主。歐洲則以當地草藥為主。華人常用的針灸在歐美乳癌病人只占百分之十以下，更重要的是中藥的使用幾乎在歐美地區是不被推薦的，主要的原因在於西醫治療中有很多化學藥物或抗賀爾蒙的治療，這些藥物的療效是否會因中、西藥的交互作用而受影響，目前尚無法得知。

尤需特別注意的是許多癌症治療資訊在未經證實下就已刊在網站上，過不久又因種種因素而撤掉。根據統計指出，四百三十三個補充另類療法或整合醫療相關的網站，會提供口耳相傳或是網際網路的資訊，通常是片斷不完整的，最重要的是這些資訊未經專家證實，往往造成癌症病患治療上的困擾。

反觀，許多癌症病患會聽信病友說大陸方面有很知名的中醫師，具有獨特治療癌症的偏方或方劑，所以常常會相信諸如此類的傳言而跨海到對岸尋求協助。這種面對未知癌症治療的未來，與是否會復發而焦慮不安的心態，原本是無可厚非的。由於中醫的教育制度與臨床規範與歐美不同，大陸地區的乳癌病人使用補充另類療法，其中醫藥的比例占百分之九十以上。經常使用抗賀爾蒙藥物的病人，例如使用待莫西酚、阿美達錠、復乳納等，約有百分之五十的病人會同時使用中藥。這些同時使用中藥及抗賀爾蒙藥物的病人，是否會造成中、西藥交互作用而減低抗賀爾蒙的效用，仍有待研究。

三、台灣整合醫療與國外或大陸孑然不同

中醫在台灣是具有獨特理論基礎、嚴謹制度規範及教育體系的傳統醫學。因為有制度有規範，所以**中醫在台灣不是補充另類療法**。根據不同領域包括流行病學及臨床或基礎醫學的研究顯示，中醫藥的使用只占歐美補充另類療法的百分之十，占大陸補充另類療法的百分之九十。由於文化背景、地域環境及資訊快速發展的關係，以醫療環境與制度法規的規範下，台灣則在歐美與大陸之間，台灣乳癌病患約有百

分之三十六會使用補充另類療法，而中醫藥的使用則占這些使用補充另類療法的百分之七十，但是保健或健康食品的引進，使用中醫藥的比例於近年來則降為百分之四十五。因此，在深入探討這種差異，癌症病患應該可以了解為什麼網路上的資訊與口耳相傳之間的傳言，會顯現出歐美國家與華人地區的不同。

四、中醫能為乳癌病患做什麼？

既然中醫在台灣是屬於醫療制度與教育體系規範下的醫療方法，不是屬於另類療法，那麼中醫藥能為癌症病患做什麼呢？由於癌症病患經常需要接受化學藥物治療、抗賀爾蒙治療、放射線治療等等預防癌症復發的療法，因此避免造成這些療法的交互作用是非常重要的。目前非藥物性的中醫治療包括針灸或穴位按摩都是可行的治療方法。許多科學證據顯示，中醫的針刺療法是緩解許多症狀（例如疼痛、失眠、肌肉骨骼痠痛、內臟功能調整等）的有效方法。尤其是止痛方面，針刺能經由體表穴位（體穴或是耳穴）的刺激，經由腦內啡的作用抑制腦部疼痛纖維的訊息傳導。更重要的是，目前的研究發現，針刺並不會影響使用藥物的藥物動力學，也不會影響藥物的血中有效濃度。值得一提的是由於機轉的不同，針刺對緩解癌症末期的疼痛或慢性疼痛效果並不如預期。

另外，研究顯示穴位按摩在預防或是治療化療的噁心、嘔吐是有其實證功效的。家屬可在家裡協助病患按壓內關穴，有助於減緩化療前後的不適，且沒有影響藥效之虞。

五、癌症病患如何使用中藥？

中醫藥在華人地區已經使用超過兩千多年的歷史，顯示中醫藥治療「非癌症」病人的豐富經驗與有效性，但是對於「癌症」病患使用中藥的時機與適當性，是需要特別提出與注意的。正因為如此，在台灣地區，癌症病患使用中藥需要病人、中醫師、西醫師間做適當且周全的溝通。許多病人會尋求中藥改善體質，目的是要預防癌症的復發。但是因為中藥複方的概念與應用，讓使用具有高度特異性西方藥物的病人，經常會碰到中藥與西藥的交互作用，而降低預防癌症復發的可能性。舉乳癌為例，我們過去體外細胞及動物實驗的研究顯示，有些中藥（尤其是活血的中藥）會活化乳癌細胞的致癌基因 HER2 及女性荷爾蒙受體（estrogen receptor）的表現而影響特異性藥物的作用，甚至會造成乳癌腫瘤的增生與變大。因此有使用標靶治療

（賀癌平）或抗賀爾蒙治療（待莫西酚、復乳鈉、阿美達錠等）等病人，都必須避免不明的中藥，以免造成中、西藥物的交互作用而降低療效。有鑒於此，癌症病人使用中藥的時候，有下列三點提供參考：

1 對於使用抗荷爾蒙藥物的病人，例如乳癌病患使用待莫西酚或芳香環抑制劑（復乳納或阿美達錠），不要單獨使用中藥，因為有些中藥會活化乳癌生長的訊息傳導，而造成乳癌細胞的生長。

2 對於使用抗荷爾蒙藥物的病人，使用中藥的時候，請不要停止西藥的服用，因為研究顯示，合併使用中藥與西藥，腫瘤細胞的生長還是會被抑制的。

3 所有使用中藥的癌症病人，請一定要尋求合格的中醫師，作辨證論治的治療。不要長期服用中藥，以免造成不可預期的結果。

六、不用西醫只用補充另類療法能否治療癌症？

各種醫療系統都有其面對腫瘤的理論與方法，但是西方醫學對癌症診斷與治療乃是「經過數十年人體試驗不斷地驗證而顯示其治療的成效」。研究顯示，以西方醫學而言，乳癌延誤手術或拒絕化療，其十年後預測的死亡率約百分之三十八及百分之十七。只靠補充另類療法來治療乳癌而延誤手術或拒絕化療，其十年後預測的死亡率則約百分之五十三及百分之二十五。這種差異顯示相較於西方醫學，補充另類療法會給予乳癌病人某些程度的迷思，值得小心面對。

七、有很多病友提供資訊說哪個偏方療效很好，哪個醫生的健康食品或藥物很有效，我是否可以使用或服用？

一個醫生的個人治療經驗，在科學證據層次上屬於最低的；相反地，經許多研究中心的臨床試驗研究結果，其證據力是最高的。個人的經驗通常只有好的結果被傳出，因為不好的結果都不會再回診，而轉往其他醫師尋求解決，所以結果不好的訊息不會回到原來就診的地方或醫師，往往誤導醫師或宣傳病人的感受。同樣地，網路上的資訊可隨時撤回，比較沒有公信力。根據研究顯示，四百三十三個與補充另類療法相關的網站，約有百分之九十以上其資訊是未經專家審核證實或臨床驗證的。所以不要只聽信個人經驗或是網站資訊，應該尋求專業人士的諮詢。

八、斷食療法真的能餓死癌症細胞嗎？

雖然間斷式斷食療法對現代文明病例如糖尿病或新陳代謝症候群有改善的作用，但對於癌症基本上是沒有用的。一般而言，人體的細胞是會受到生理或生長的調控的，所以不會隨便得癌症。而癌症細胞就是失去正常生長調控的細胞，因此就算你都不吃東西，癌症細胞為了它自己的利益，會將人體的所有能量與資源都吸收在快速生長與擴散轉移上。所以說用斷食療法來治療癌症，其結果癌症細胞沒死掉倒是自己的身體會耗竭而死。

九、保健食品或健康食品能夠經常吃嗎？

根據我國法規，保健食品或健康食品的效果只需通過體外研究及急性動物毒性試驗即可，不需經過人體試驗的驗證，因此健康食品通常無法宣稱有治療疾病的療效，只能在標示上有促進健康等字眼。由於健康食品的成分多為單方或複方，不是純化物，因此也不在藥物的規範裡面，是否與治療乳癌的藥物有交互作用則不得而知。因此建議可將健康食品帶到門診與醫師共同討論其食用之優點與缺點。

十、免疫力真的能一直促進嗎？

人類的免疫是面對外來物質（抗原），在體內所產生的防禦系統，包括沒有記憶的自然免疫系統及有記憶的適應性免疫系統。B型肝炎疫苗就是針對後者的免疫系統設計的。有研究證實，經常以相同抗原或物質刺激人體，會產生免疫耐受性，使得人體不再對相同的抗原產生免疫反應，治療氣喘的減敏反應就是出自這種免疫耐受的原理。這種情況就好像每天打孩子要他念書，他怎麼可能會聽話呢？自然而適度的飲食是維護健康最重要的法則，人的免疫力是不需要經常刺激的。

十一、含植物性女性荷爾蒙的食品或健康食品能夠天天吃嗎？

由於乳癌的病人因為腫瘤上有女性荷爾蒙受體（ER+, PR+），術後會服用抗女性荷爾蒙的藥物來抑制乳癌的復發。在許多植物性天然食品例如山藥、大豆、月見草等其內含有植物性女性荷爾蒙，是否可以經常服用？這是許多乳癌病患經常會碰到的問題。一般而言，女性荷爾蒙受體有甲型（ERα）和乙型（ERβ），而甲型是影響乳癌細胞增生的主要受體。動物性女性荷爾蒙作用到甲型女性荷爾蒙受體是植物性女性荷爾蒙的一千倍，因此如果只是服用含有植物性荷爾蒙的食品，其影響應該不大。但是經常服用或是服用植物的萃取物（通常以膠囊或是藥片呈現），其成分比例較高，可能有影響甲型受體而造成乳癌細胞的增生。一般飲食可以服用豆漿或偶爾服用含植物性荷爾蒙的食品，但是不要天天服用，也不要經常服用經過萃取的植物性藥物或健康食品。有一句話：「含有藥性的食物天天吃就是藥物，藥物天天吃就是毒物。」就是最好的註解。

十二、我可以吃抗氧化的健康食品嗎？

一般而言，過多的自由基會造成人體的傷害，而抗氧化物質（Q10，β－胡蘿蔔素，維他命E等）可以清除體內自由基而達到保護身體免於過多自由基的傷害。但是人體所產生的自由基在微量的時候，反而是一種保護或是促進生理反應的重要機轉。尤其局部放射線治療乳癌病人，因放射線造成的自由基也是傷害乳癌細胞的主要物質，因此服用抗氧化物質不僅保護正常細胞也保護了癌症細胞免受自由基的傷害。若在接受放射線治療期間，應避免服用抗氧化物質（濃縮物），但是如果服用類似的食品，因所含劑量很少，影響不大，但建議不要天天服用。

十三、很多芳香療法有用精油按摩，我是癌症病人，可以按摩或推拿嗎？

芳香療法和按摩都是補充另類療法的一部分，也有其可適用的疾病，但是在乳房按摩的時候，乳房的上皮細胞有可能會在腋下淋巴腺出現。研究顯示，前哨淋巴腺發現乳房上皮的機會在沒有乳房按摩的病人是 11/320（3.4%），而有乳房按摩的時候是 45/456（9.8%），這種現象在乳房有腫瘤的時候，更有差異。這意味著，若是乳房有未偵測之腫瘤或癌症的時候，會增加腋下淋巴腺轉移的機會。建議應定期檢查乳房，若有疑似腫瘤的情況，或是本來就是乳癌的患者，應避免乳房的按摩，以減少隱匿的癌症細胞轉移到淋巴腺的機會。

有些小孩子的骨癌，早期會產生骨頭疼痛的症狀，因此父母會帶去做推拿。根據臨床資料及動物實驗的結果，顯示骨癌的病人若在診斷前有推拿過，其手術後的預後比較差，也就是說比較容易復發及較短的存活期。建議小孩若有骨頭疼痛的時候，應先尋求專業醫師的意見。

十四、正念冥想對癌症病人有幫助嗎？

癌症病人一知道罹患癌症，接受西醫治療本身就有了身體或生理上的痛，就好像中了第一支箭。當治療過後，又開始擔心復發，也不想來檢查，就像中了第二支箭，感覺愈來愈痛苦。雖然大多數的人可以藉著平日的生活，摸索出排解每日壓力的方法，例如看著喜歡的書，喝著喜歡的茶，聽著悅耳的音樂，或是看著朝露晨曦，漫步於溪邊林間，抑或激烈運動過後的大汗淋漓等，都是拔出第二支箭的良方，正念冥想或東方禪修，氣功或是太極拳等，可經由專注自己的一呼一吸，找到呼吸和身心的統一，藉著對調整注意力，了解自身感官現在的感受，並將情緒放在當下，看看身體和心靈在做什麼。根據做過冥想的初學者，會驚訝地發現他們似乎從沒有活在當下，大部分的時間都是活在過去曾經發生過的不快或悲傷，或是活在對未來的不確定感及擔心等等。若能達到面對此時此刻的自己，是可以減輕生活的壓力、改善身心狀態、而達到身心靈健康的狀態。

十五、癌症病患如何選擇非西醫的補充另類療法？

癌症病人選擇的療法，應以臨床有效的方法為主，而有效的定義是經過人體試驗所得到的嚴謹結果，目前被認定預防復發有效的方法都會被納入 NCCN 癌症治療共識。反之，以目前補充另類療法的應用多為個人經驗，缺乏大型的臨床試驗來證實。這並不意味就不能去選擇補充另類療法。病人可以與醫師一起思考現代醫學和補充另類療法或中醫的利弊，在療效（effectiveness）和安全性（safety）的考量下，尋找一種能夠緩解西方醫學治療下許多症狀，而沒有危害治療預後的方法，達到身心靈和諧的共同目標。

結語

隨著西方醫學科技的進步，明確診斷與治療的方針已經成為全世界癌症防治上的共識（NCCN癌症治療共識）。以上是包括乳癌癌症病人在治療後經常會碰到的問題，顯示癌症病患因治療期間所產生的副作用，已經嚴重地影響到病患的生活品質，甚至生不如死。也正因為這種對西方醫學治療的不完全滿意與某種程度的失望，補充替代療法於二十世紀末就如野火燎原般傳播到全世界。雖然有些補充另類療法的提供者，往往會提出某些病人治癒或改善的個人經驗做為有效的見證以說服消費者，但並不會提出無效者的說詞與解釋，如此一來，病人在求助無門之時，追求一未知療效方法的心態是可理解的。但是只要經過科學驗證的整合醫療方法，都應該被納入正規的醫療體系。醫生、提供補充另類療法的醫師、病人、家屬，應站在病人的立場，和病人一起思考現代醫學和補充另類療法的利弊，在療效（effectiveness）和安全性（safety）的考量下，只要是有證據有潛力治癒病人，而能減少副作用的任何方法，都是值得鼓勵的。

對乳癌病人治療上應注意的建議事項

由上述的闡述歐美、大陸與台灣乳癌病患使用補充另類療法的差異，顯示台灣整合醫療對乳癌病患的相對特異性。了解這種相關性就更能分辨不同資訊來源的差異。針對乳癌病患如何面對補充另類療法的衝擊，有如下的建議：

1 使用標靶（賀癌平）或化學藥物治療時：中藥當歸、川芎、熟地、白芍等活血中藥或不明的健康食品，都應小心使用或與醫師討論。

2 出血傾向／活血草藥：在乳癌的化學藥物治療時，會造成骨髓的抑制而造成血小板低下；另外有些活血的中草藥如丹蔘會抑制血小板功能，而造成臨床上有出血傾向。所以必須避免針灸、整脊及刮砂。

3 白血球低下：在化學藥物治療時，會有白血球低下的現象，容易造成感染。因此必須避免針灸、按摩及指壓。

4 骨質疏鬆：在接受抑制女性荷爾蒙生成的芳香環抑制劑（阿美達錠、復乳納）時，會有骨質疏鬆的情況，因此要盡量避免整脊、按摩、瑜珈及指壓等方法。

5接受放射線治療時：由於經由放射線照射時所產生的自由基來殺死癌症細胞是放射線治療的機轉之一，因此可能會產生抗氧化的藥物或食品，例如大量維他命C，維他命E，β-胡蘿蔔素，蜂膠或蜂王乳等抗氧化劑，在放射線治療時應盡量避免。另外，放射線照射過的皮膚容易受損破皮，因此灸療或草藥貼敷亦不適合。

6精神問題：在乳癌的治療過程中，經常會有焦慮、不安或情緒不穩狀況，因此要避免催眠的使用。

7懷孕：如果有懷孕狀況，芳香療法必須避免。

8建議的飲食：蕃茄、杏仁、花椰菜、纖維素、藍莓、地瓜、綠茶、薑、芝麻、胡蘿蔔是癌症病患的建議飲食。

整合醫療對乳癌病人治療上應注意的事項

如果您有下列情況	應**避免**下列療法
上臂水腫	針刺 / 指壓 / 瑜珈 / 泡湯 / 提重
使用標靶（Herceptin）治療時	中藥當歸、川芎、熟地、白芍等
使用藥物治療時	不明健康食品或中草藥
接受放射線治療時	抗氧化的藥物或健康食品 灸療 / 刮砂 / 草藥貼敷
出血傾向 / 服用活血中藥時	針刺 / 整脊 / 刮砂
白血球低下	針刺 / 按摩 / 指壓
骨質疏鬆 （服用阿美達錠 / 復乳納）	整脊 / 指壓 / 按摩
精神問題	催眠
懷孕	芳香療法

現行整合醫療的情況

	歐美	台灣	大陸
內容	CAM	中醫 / 西醫分治	中西醫結合
中醫占 CAM 比例	<10%	70%	90%
保險給付	沒有	有	有
使用者	粉領族	皆有	皆有
中西藥併用	<10%	25-35%	>50%
考慮中西藥交互作用	有	努力中	少有

CAM：補充另類療法

癌症整合醫療的策略

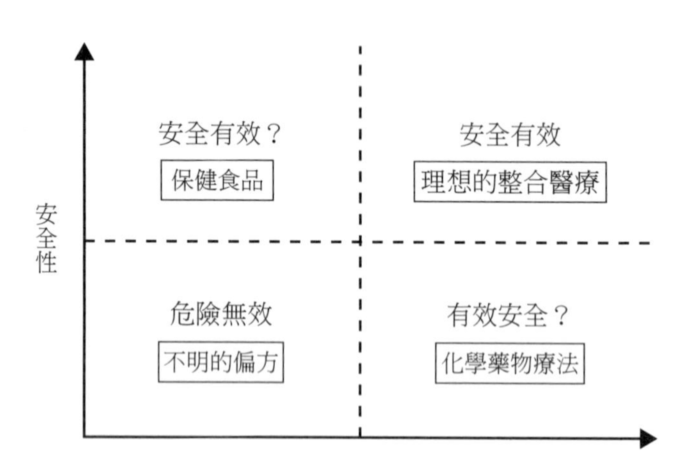

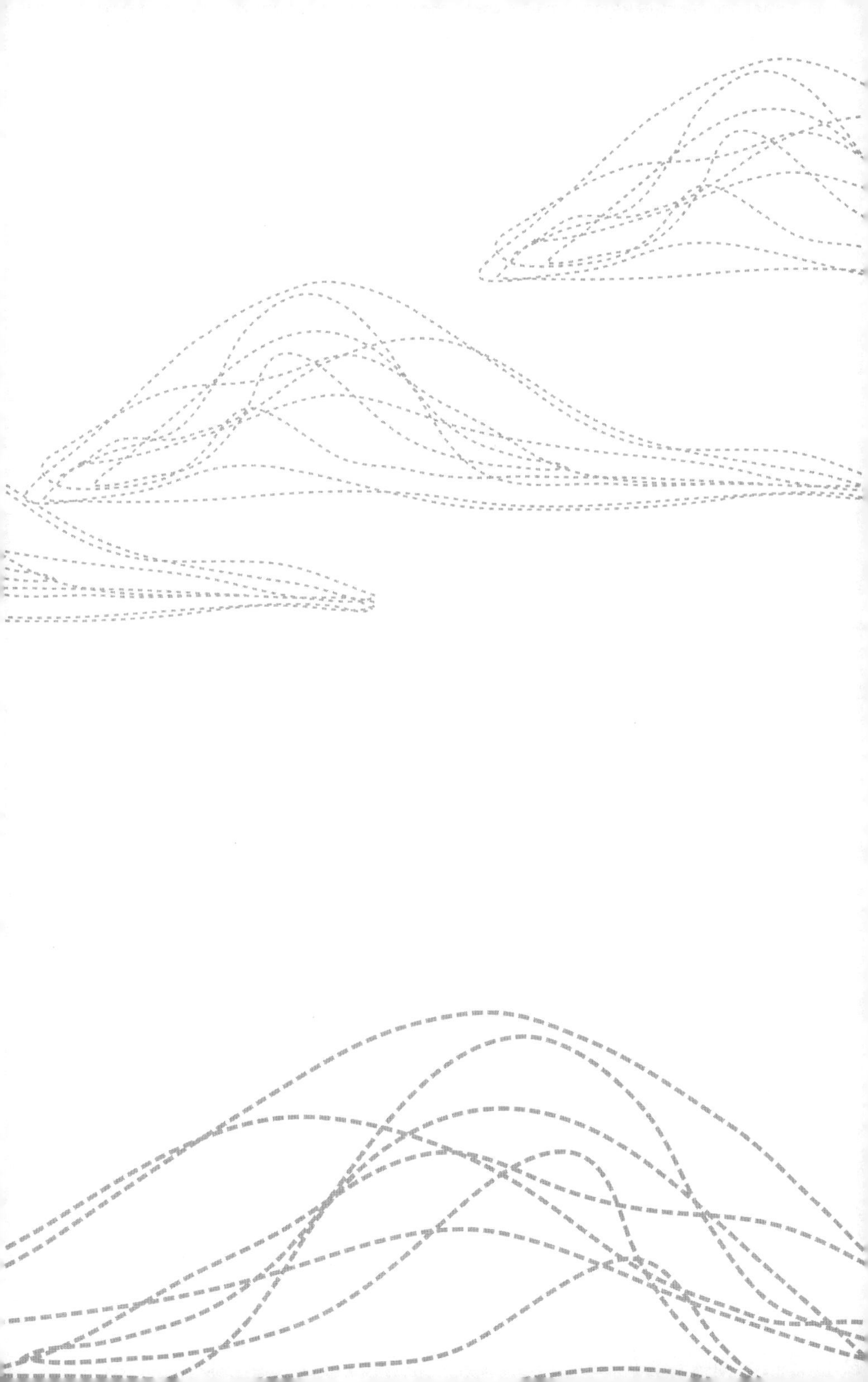

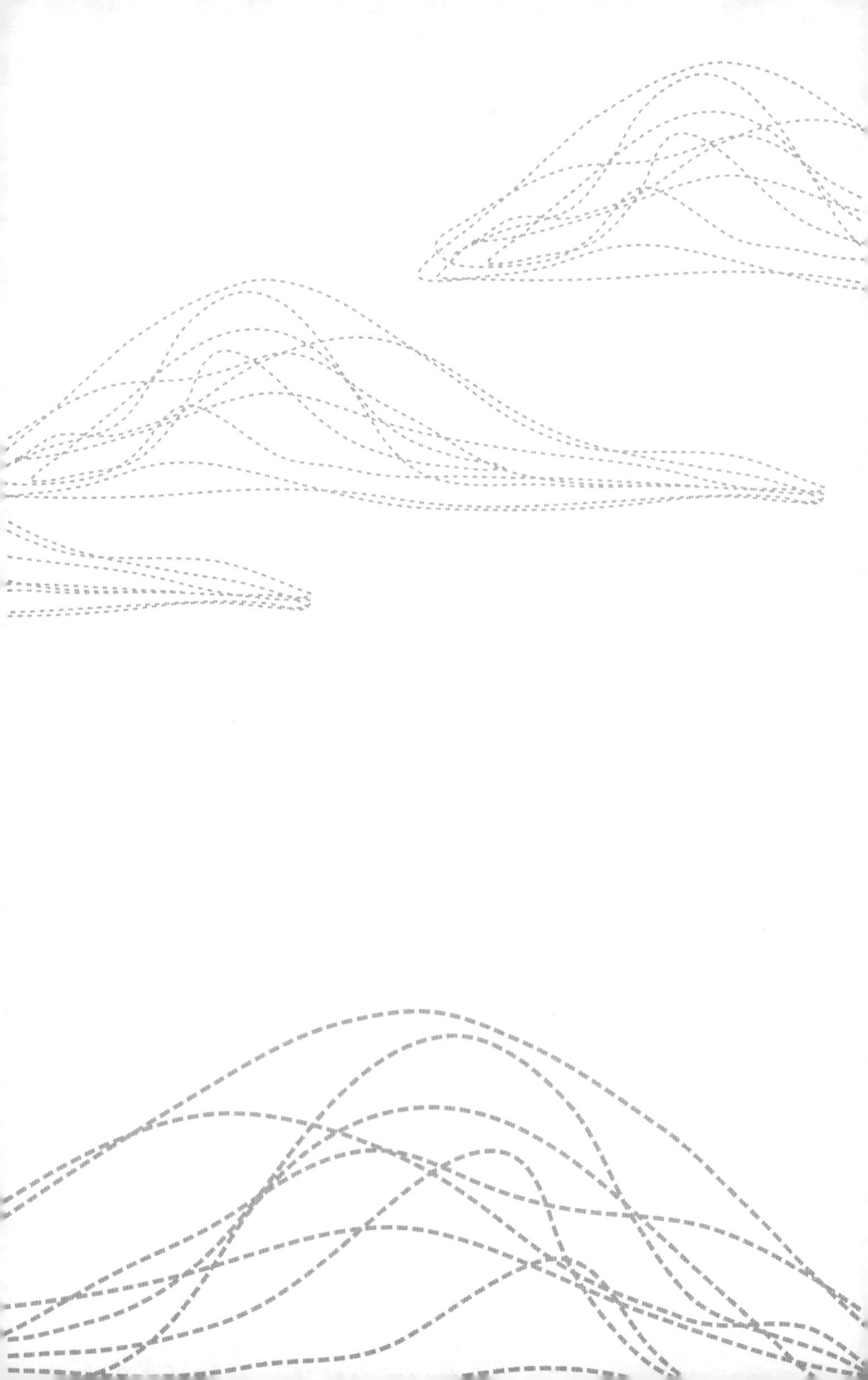

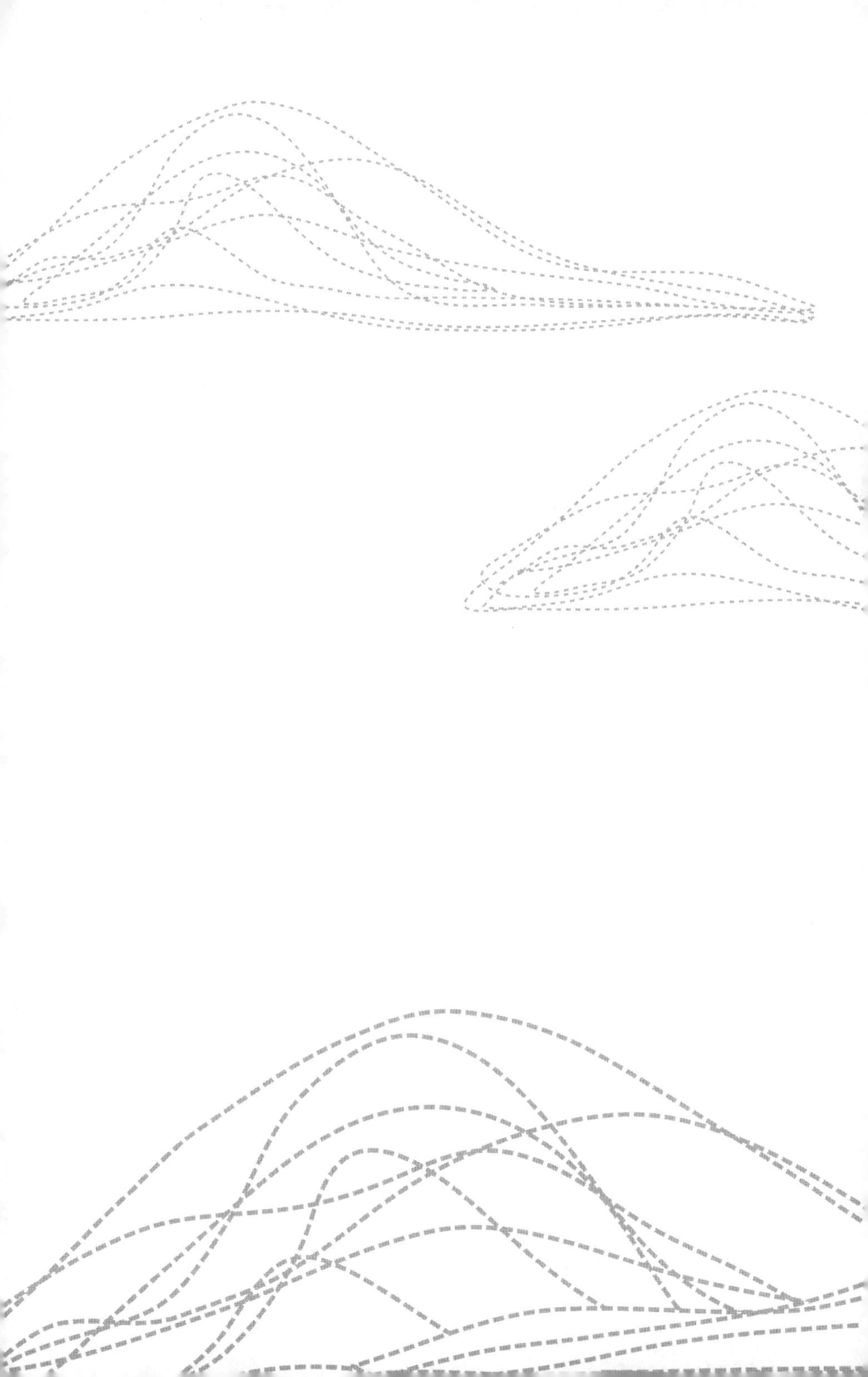

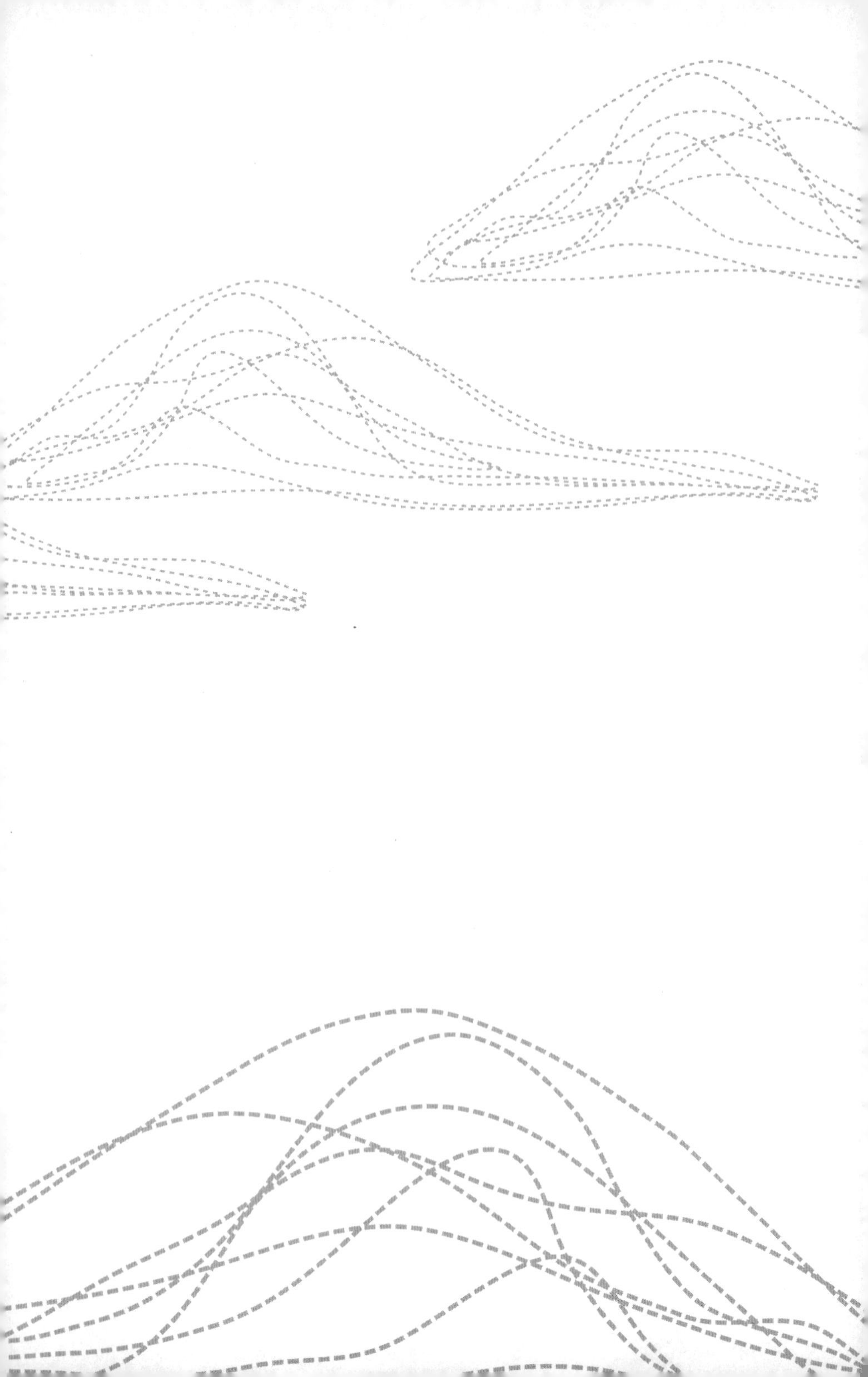

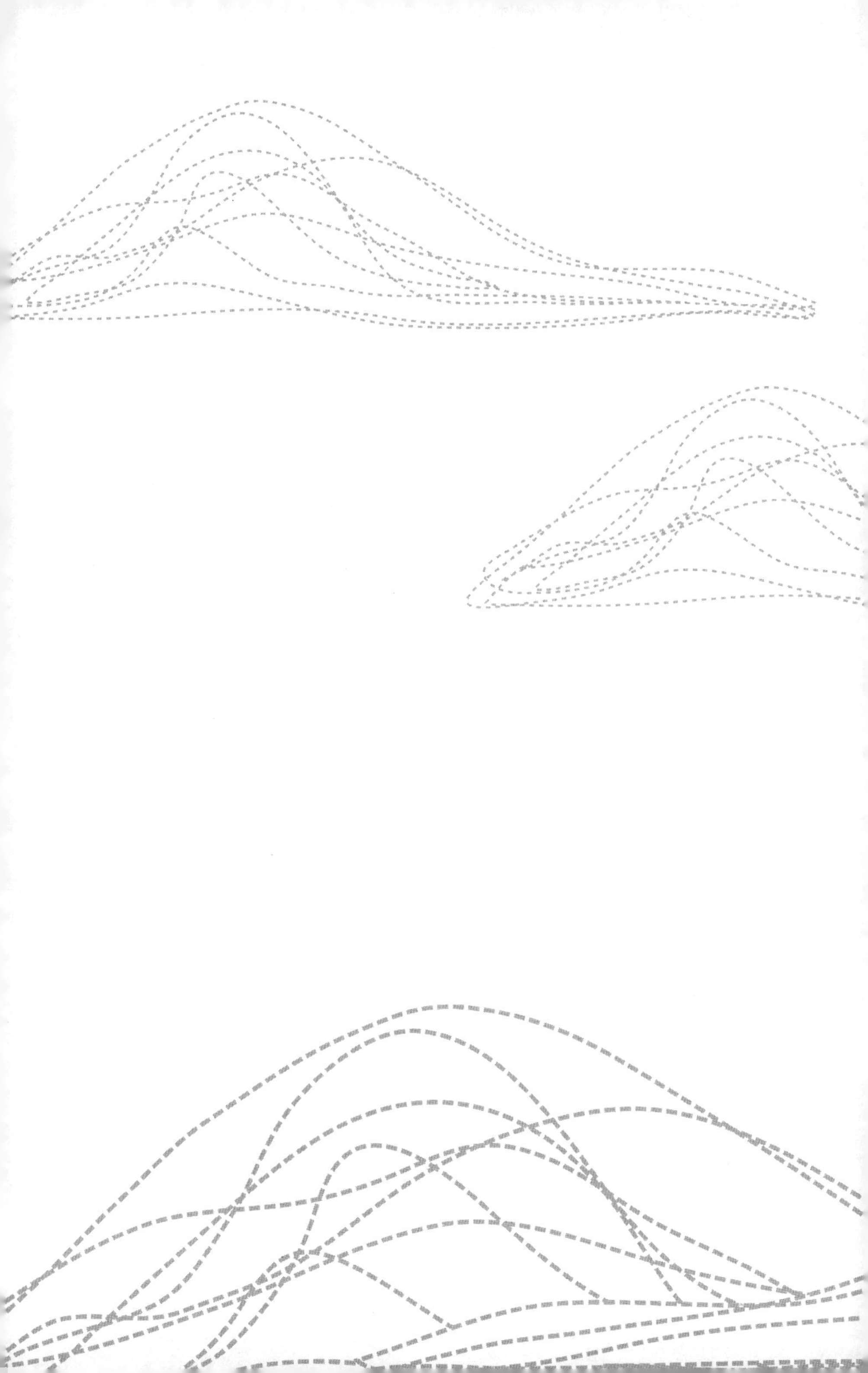

高原台北　青藏盆地——邱醫生的處方箋

作者　邱仁輝
發行人　劉鋆
責任編輯　廖又蓉
美術設計　胡發祥
出版者　依揚想亮人文事業有限公司
總經銷　聯合發行股份有限公司
新北市新店區寶橋路 235 巷 6 弄 2 樓
電話 02-29178022
印刷　禹利電子分色有限公司
初版一刷　2013 年 5 月／平裝
定價　350 元
ISBN　978-986-88400-1-0

國家圖書館出版品預行編目（CIP）資料

高原台北　青藏盆地：邱醫生的處方箋 / 邱仁輝作 .
-- 初版 .-- 新北市：依揚想亮人文 , 2013.05
面：公分
ISBN 978-986-88400-1-0（平裝）

855　　102004557